T0279119

El estrés,
otras alteraciones emocionales
y tu dolor de espalda

ROBERTO JUNQUERA

El estrés,
otras alteraciones emocionales
y tu dolor de espalda

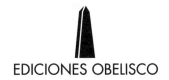

EDICIONES OBELISCO

Si este libro le ha interesado y desea que le mantengamos informado
de nuestras publicaciones, escríbanos indicándonos qué temas son de su interés
(Astrología, Autoayuda, Psicología, Artes Marciales, Naturismo,
Espiritualidad, Tradición...) y gustosamente le complaceremos.

Puede consultar nuestro catálogo en www.edicionesobelisco.com

*Los editores no han comprobado la eficacia ni el resultado de las recetas,
productos, fórmulas técnicas, ejercicios o similares contenidos en este libro.
Instan a los lectores a consultar al médico o especialista de la salud ante
cualquier duda que surja. No asumen, por lo tanto, responsabilidad alguna
en cuanto a su utilización ni realizan asesoramiento al respecto.*

Colección Salud y Vida natural
EL ESTRÉS, OTRAS ALTERACIONES EMOCIONALES Y TU DOLOR DE ESPALDA
Roberto Junquera

1.ª edición: octubre de 2022

Corrección: *Sara Moreno*
Diseño de cubierta: *TsEdi, Teleservicios Editoriales, S. L.*

© 2012, 2022, Roberto Junquera
(Reservados todos los derechos)
© 2022, Ediciones Obelisco, S. L.
(Reservados los derechos para la presente edición)

Edita: Ediciones Obelisco, S. L.
Collita, 23-25. Pol. Ind. Molí de la Bastida
08191 Rubí - Barcelona - España
Tel. 93 309 85 25
E-mail: info@edicionesobelisco.com

ISBN: 978-84-9111-917-3
Depósito Legal: B-12.820-2022

Impreso en Ingrabar

Printed in Spain

Reservados todos los derechos. Ninguna parte de esta publicación, incluido el diseño de la cubierta,
puede ser reproducida, almacenada, transmitida o utilizada en manera alguna por ningún medio,
ya sea electrónico, químico, mecánico, óptico, de grabación o electrográfico, sin el previo
consentimiento por escrito del editor. Diríjase a CEDRO (Centro Español de Derechos Reprográficos,
www.cedro.org) si necesita fotocopiar o escanear algún fragmento de esta obra.

A todos los profesores de los cuales he tenido la oportunidad de aprender. Especialmente José Antonio Lozano, naturópata, que me enseñó a entender la salud-enfermedad desde otros puntos de vista.

A todos mis pacientes, que depositaron su confianza en mí y de los cuales aprendo cada día.

A mi hermano Íñigo, también fisioterapeuta y coautor intelectual de este libro; su afán por descubrir y por no conformarse con lo ya establecido enriquecen mi trabajo cotidiano.

A mi mujer, Elena, por su amor y colaboración, necesarios para la realización de este libro.

A mis hijos; Asier, Eneko y Mario, mis tres mejores razones para luchar por dejarles un mundo mejor.

A mis padres, Esteban y Ana, por su imborrable ejemplo de generosidad y humildad.

NOTA DEL AUTOR

Todos los casos clínicos que brevemente se exponen en este libro son reales, sólo se cambian nombres y detalles personales con objeto de mantener la pertinente confidencialidad. Algunos de los casos expuestos pueden parecer sorprendentes, incluso ilusorios, pero los expongo porque son representativos de algún concepto teórico que quiero explicar y nunca por hacer alarde de curaciones casi milagrosas. Cada acierto no es más que el resultado de muchos fracasos previos.

Ninguna de las ideas y teorías expuestas en los siguientes textos son inmutables, todo lo contrario, deberán ser revisadas, completadas, modificadas e incluso eliminadas; como dijo Ortega y Gasset «además de enseñar, enseña a dudar de lo que has enseñado».

INTRODUCCIÓN

En las diferentes áreas de la medicina, y en concreto en las dolencias del sistema músculo-esquelético, disponemos de dos métodos para abordar los problemas; el primero es el occidental, el de la de medicina moderna, muy tecnificada y también muy práctica. Por ejemplo: en un desgaste avanzado de cadera de una persona mayor, no se cuestiona qué ha pasado para que esa cadera se desgaste y la otra no, sino que se recambia mediante una prótesis con gran éxito. Igual de exitosa es la intervención que se realiza en situaciones de urgencia, traumáticas, (accidentes, etc.) y no traumáticas (como una hernia discal con gran repercusión neurológica).

El éxito es innegable, ya que aunque no cure al paciente (puesto que en absoluto se ha actuado en un factor causal) se ha «parcheado» tan bien que resulta innecesaria cualquier otra consideración. Pero ¿qué pasa si aplicamos esta filosofía paliativa en otros procesos, en ocasiones no tan graves o urgentes pero sí muy molestos e incapacitantes y que tienen una causa concreta, aunque ésta sea imperceptible o intangible?

No es aceptable que se trate de forma similar una cervicalgia aguda repetitiva de un joven, que una cervicalgia de un anciano. No es aceptable que lo paliativo se traslade a todas las patologías, que el único objetivo sea tapar los síntomas, porque éstos se muestran por algo y para algo, y taparlos, además de no ser eficaz en muchas ocasiones ni tan siquiera a corto plazo, casi siempre resulta contraproducente a medio y a largo plazo. Es en las disfunciones o patologías funcionales cuando el cuerpo todavía tiene capacidad de homeostasis, de autorreparación, cuando podemos intervenir con un tipo de medicina que no trate de tapar síntomas, sino de ayudar al organismo a completar un proceso de autorregulación, de homeostasis.

En ocasiones es difícil saber cuándo una disfunción músculo-esquelética está tan avanzada que ya no tiene marcha atrás y, por lo tanto, debemos conformarnos con mitigar los síntomas, o cuándo merece la pena un tratamiento holístico que devuelva al organismo a una situación de equilibrio y, por tanto, asintomática. Esta disyuntiva sólo la resolveremos con conocimientos (y no sólo los de la medicina tecnificada), experiencia (probando y fallando se aprende), sentido común (que se aplica menos de lo deseable) y un poco de intuición (la que todo buen investigador debería poseer).

Por otra parte, todos los conocimientos de este libro van destinados a esas personas ajenas al mundo de la medicina, pero que están interesadas en saber algo más sobre las dolencias músculo-esqueléticas desde una perspectiva diferente a la que se da desde la medicina convencional.

No cabe duda de que en muchas ocasiones se tratará de una visión complementaria, pero en otras tantas se vislumbrará una perspectiva opuesta a la de la medicina oficial. Indudablemente, estas versiones opuestas crean contradicciones, desasosiego, en aquel lector que no sabe «a quién creer». Pienso que no se trata de creer, sino de comprender observando a nuestro cuerpo, nuestras reacciones, los síntomas que padecemos, lo que sin duda nos conducirá a aumentar la conciencia de autocuidado, y a comprender que uno mismo puede ser su mejor médico manejando pequeñas pero muy molestas dolencias antes de que lleguen a procesos más graves (haciendo un poco de ejercicio, cuidando nuestra dieta, reflexionando sobre nuestros actos…). Esta actitud beneficiará nuestra autoestima, nuestra salud y sólo perjudicará a quien prefiere que estemos siempre medio enfermos, acobardados por nuestra salud y dependiendo, cuanto más mejor, de unos medicamentos y de la industria que los fabrica (no se trata de una posición extremista en contra de los medicamentos, pero sí de que, por ejemplo, los antiinflamatorios no esteroideos se usen de forma inconveniente, incluso perjudicial en la gran mayoría de las ocasiones).

Además, me gustaría influir en esa mayoría de fisioterapeutas a los que, como a mí, enseñaron —o mejor dicho, dictaron— que los múscu-los, fascias y articulaciones poco tienen que ver con la forma de ser, de pensar, de actuar, con el estado de ánimo, con lo que comemos, y a los que nos inculcaron que somos máquinas sofisticadas que únicamente nos averiamos por golpes, traumatismos repetitivos…

Finalmente, espero llegar a todo aquel terapeuta con la suficiente dosis de rebeldía y de inconformismo como para no creerse siempre la versión oficial, humildad para reconocer todo lo que nos falta por saber e iniciativa para preguntarse el porqué de las patologías que tratamos.

Buena parte del libro está enfocado a explicar conceptos poco familiares, extraídos de la medicina natural y oriental, que son fundamentales para comprender los mensajes que nuestro cuerpo nos envía, muchas veces en forma de dolores musculares. También encontrarás algunas explicaciones de por qué muchos tratamientos, en teoría bien encaminados, no encuentran el resultado esperado, e incluso por qué muchos problemas músculo-esqueléticos aparentemente se curan solos, como «por arte de magia».

Mi intención no es ignorar la importancia de los factores físicos (traumáticos y microtraumáticos), posturales, etc., como génesis de muchas dolencias músculo-esqueléticas, sino destacar que con frecuencia coexisten con disfunciones viscerales que normalmente no se tienen en cuenta.

En diferentes capítulos de este libro encontrarás una dirección de Internet, donde podrás acceder a explicaciones mediante vídeo, sobre las zonas de nuestro cuerpo que pueden doler como reflejo de cada órgano alterado y sobre otros conceptos, que son de difícil comprensión si sólo se explican de forma escrita.

En cualquier caso, si has decidido leer este libro, es que tienes la curiosidad propia de cualquier científico por conocer cosas nuevas, pero por otro lado, también la sensación de que nuestra medicina moderna no te ofrece explicaciones convincentes sobre muchos de tus dolores musculares y articulares.

Quizás intuyes que al otro lado de la frontera de lo que te han enseñado hay algo más por descubrir.

Atreveos, el progreso sólo se logra así.

(Víctor Hugo)

I

APRENDIENDO A CAMBIAR...

Sólo avanzada ya mi vida me di cuenta de cuán fácil es decir «no lo sé».

(W. Somerset Maugham)

Posiblemente, la humildad sea uno de los principales motores para el avance científico, de igual forma que la soberbia y la suficiencia constituyen el mayor freno al conocimiento; por eso, la curiosidad propia de cualquier científico no hace más que reflejar el reconocimiento de la propia ignorancia.

Hace algún tiempo, un paciente de veinticuatro años postrado en la camilla de la consulta, aquejado de un fuerte dolor lumbar, me preguntó por qué le pasaba esto (el cuarto lumbago en año y medio), tan joven y ya tenía una protrusión discal al nivel L4-L5.

La respuesta era clara: «Tu trabajo como agricultor requiere de muchos esfuerzos, levantar muchos pesos, malas posturas…»; mi conciencia como terapeuta estaba tranquila y, además, mi contestación estaba avalada por reputados especialistas en traumatología, fisioterapeutas… La mayoría de los pacientes hubieran dado su duda satisfecha, pero éste, lejos de hacerlo me espetó unos argumentos demoledores: su abuelo de ochenta y dos años empezó a trabajar las viñas a los doce, cargando con mochilas de sulfato de treinta kilos; durante muchos años todos los esfuerzos los hizo sin ayuda de maquinaria, como mucho, con el apoyo de animales para ciertas labores. Tenía que andar varios kilómetros para llegar a la viña, a veces, en condiciones meteorológicas adversas y durante interminables jornadas, con calzado de

15

mala calidad y colchones para el descanso nocturno que hoy consideraríamos inapropiados…, y, sin embargo, el abuelo todavía colabora en las labores agrícolas y apenas le ha molestado nunca la espalda, y desde luego, nunca de forma incapacitante; y a él con veinticuatro años ya le habían diagnosticado lumbalgia crónica. Aquello impulsó mi curiosidad y supuso toda una lección de humildad para mi ego profesional.

Pensé que debían existir otros factores que provocaran las lumbalgias de este joven paciente, como también existirían causas que justificaran una tendinitis de manguito de los rotadores en un oficinista o una epicondilitis en el codo izquierdo en un ama de casa diestra.

Volqué esa curiosidad sobre mi propio cuerpo. Yo padecía desde hacía años constantes contracturas, en ocasiones intensas, en la zona interescapular derecha, que me habían movido a consultar a un traumatólogo que me diagnosticó dorsalgia benigna y me pautó relajantes musculares y antiinflamatorios, el mismo tratamiento que probablemente pautaría a un obrero de la construcción con lumbago, a una ama de casa con cervicalgia o a un futbolista con una tendinitis de los abductores; absurdo ¿no? Me sometí a varias sesiones de manipulación osteopática (que en alguna fase aguda me llegaron a disminuir la intensidad de dolor), masajes, autoestiramientos, varias sesiones de RPG (reeducación postural global) que fueron totalmente infructuosas. Todos describían alguna suerte de mecanismo lesional, pero ninguno podía contestarme a la pregunta de por qué se producen estos mecanismos lesionales.

Poco tiempo después, asistí a un curso que nada tenía que ver con la fisioterapia, pero que me provocaba curiosidad: «La fitoterapia y otros tratamientos naturales enmarcados en la naturopatía». Aprovechando la confianza del profesor, un tipo extravagante y con una formación poco convencional, le pregunté por un problema digestivo que mi médico no acertaba a solucionar. Padecía digestiones lentas, hinchazón abdominal con un sueño intenso después de comer, incluso, últimamente estreñimiento. Él me sorprendió con dos preguntas inesperadas: «¿Tienes problemas de garganta? ¿Tienes tendencia a padecer infecciones de orina o ardor en el momento de la micción?». Me sorprendí porque padecía ambas cosas, de hecho, había consultado con un otorrino porque las faringitis cada vez eran más frecuentes, llegando a tener cinco y seis episodios anuales, incluso, me lancé a contar que también padecía con frecuencia dolores de cabeza en la zona de la nuca (cefaleas tensionales) por si tenía relación. El profesor sonrió (evidentemente él conocía interrelaciones de nuestro organismo que a mí no me habían enseñado en la universidad) y pautó una mezcla de plantas y consejos dietéticos que seguí con más voluntad que fe. Mi escepticismo se tornó en sorpresa cuando tres semanas después las digestiones habían mejorado notablemente, no había padecido dolor de cabeza y tuve un amago de faringitis que sorprendentemente se quedó en eso, en un amago. Un mes más tarde, en el siguiente seminario volví hablar con mi profesor, le conté mis progresos y le pregunté por algo que me venía rondando la cabeza en los últimos días: me dolía mucho menos la espalda, esa dorsalgia que venía arrastrando desde hace tanto tiempo, ¿tal vez había una relación entre la mejoría digestiva y la mejoría de la dorsalgia? Según mis estudios universitarios en fisioterapia, no debería haber ningún vínculo entre el problema digestivo y la zona dorsal, pero hacía mucho tiempo que no notaba la zona dorsal tan relajada. Cuando planteé mis dudas al profesor, éste no dudo ni un momento: «Es una posibilidad que, además, se da muy frecuentemente, ya que uno de los reflejos del hígado es el punto *chellidonium* situado en la zona interescapular derecha (los fisioterapeutas lo denominaríamos un punto gatillo). Este reflejo hepático se despierta por bloqueos energéticos del hígado provocados, bien por crispación emocional (estrés, enfado…), bien por agresión a nivel digestivo. No me volvió a doler la zona dorsal, pero sobre todo se abrió en mí una visión distinta de la enfermedad en general y de la fisioterapia en particular.

II

... Y CAMBIANDO EL CONCEPTO
DE DIAGNÓSTICO

Saber que no se sabe, eso es humildad. Pensar que uno sabe lo que no sabe, eso es enfermedad.

(Lao Tse)

Cuando uno experimenta un cambio importante en la forma de ver la vida, en este caso, la forma de ver mi profesión, es inevitable hacer una crítica de las cosas que antes se hacían mal (sin dejar de reconocer que algunas se hacen bien), y en esta línea lo que primero me llamó la atención y me resultó un tanto ridículo fueron los diagnósticos que se daban a algunas dolencias de mis pacientes: cervicalgia, lumbalgia, dorsalgia, cefalea (desde luego, no se puede ser menos específico), incluso cuando tenían diagnósticos más precisos como bursitis, tendinitis de tal o cual tendón, contractura de tal o cual músculo, nunca se les explicaba de forma convincente cuál o cuáles eran las causas de estas lesiones. Paradójicamente, en éste área parece que la medicina confía demasiado en la casualidad.

Además, pautar un tratamiento analgésico o antiinflamatorio y miorrelajante ante un diagnóstico de lumbalgia puede resultar inevitable en el marco de una consulta médica (5 minutos por paciente), pero es absurdo desde el punto de vista científico, de la misma forma que a todos nos resultaría ridículo que un fontanero ante un encharcamiento de agua en una vivienda se dedicara a secar la humedad sin preguntarse de dónde viene la fuga. Cualquier mecánico, ante un único neumático desgastado de forma precoz, no se limita a cambiarlo, sino que inmediatamente se pregunta qué está funcionando mal en el coche para que esto suceda.

Sin embargo, la medicina moderna, tan brillante y avanzada en algunos campos, dictamina tras realizar sofisticadas pruebas unos diagnósticos simplemente descriptivos de la parte visible del proceso patológico, centrándose fundamentalmente en el síntoma, sin analizar el organismo en su conjunto, por lo que se pautan tratamientos locales que sólo tratan de aplacar el síntoma.

Un ejemplo entre muchos es el síndrome del piramidal, que provoca dolor ciático, sin preguntarse mínimamente por la causa de la contractura de este músculo, como mucho lo atribuye a ciegas a la forma de andar, al deporte...

El no preguntarse ¿por qué? y asumir humildemente esta duda, priva a los profesionales de aprender que frecuentemente el síndrome piramidal al lado derecho tiene un origen intestinal, y en el izquierdo es de origen nervioso y forma parte de la alteración de la postura en el individuo estresado.

Diagnosticar de condromalacia rotuliana a un joven de dieciocho años y ciclista no sirve de mucho para lograr su curación, si no se consigue saber por qué un chico tan joven y además ciclista (lo que presupone una fuerza sin igual en la musculatura de la rodilla) padece una lesión sólo en una rodilla, y en la otra no, practicando un deporte absolutamente simétrico.

Sin duda alguna, a este diagnóstico que viene dado por una clínica y un examen radiológico le es imprescindible una valoración de la cadena lesional que ha conducido, en este caso, a una hiperpresión rotuliana, y si algún objetivo tiene este libro es el de transmitir que esta cadena lesional no sólo atañe al componente músculo-esquelético, sino que más en la raíz hay alteraciones viscerales y emocionales que frecuentemente son la causa de una patología músculo-esquelética.

Sin querer generalizar, puedo afirmar que muchos de los dolores, contracturas y bloqueos que tratamos se benefician de la terapia manual, pero no mejoran lo suficiente o tienen recidivas con facilidad porque realmente esos problemas físicos no son más que la expresión de un problema visceral o emocional.

Por lo anteriormente expuesto, pienso que más importante aún que el diagnóstico médico clásico es la valoración (compleja, sutil, a veces imprecisa) de los desequilibrios que han desembocado en determinada patología.[1]

> ▶ VÍDEO: www.fisioterapia-global.com/12

---

1. Esta dirección y todas las que aparecen en el resto del libro dan acceso directo a los vídeos, si tienes alguna dificultad, consulta la última página del libro.

III

CÓMO ANALIZAR NUESTROS DOLORES DESDE UN PUNTO DE VISTA GLOBAL

Si no pretendiéramos saber todo con tanta exactitud, puede que conociéramos mejor las cosas.

(JOHANN WOLFGANG GOETHE)

Cuando un ingeniero forestal se encuentra con un árbol enfermo, enseguida se desencadenan en él mecanismos diagnósticos que deberíamos de imitar los fisioterapeutas, intentará valorar qué tipo de enfermedad tiene analizando localmente la zona del árbol alterado, pero, simultáneamente, se estará preguntando: ¿es un problema local en el árbol o atañe al árbol entero? ¿El problema viene de la raíz, del sustrato, de la tierra de la que se alimenta? ¿Podría ser un problema más amplio y afectar a todo el bosque?

Así sucesivamente irá cambiando los planos de análisis, desde el más pequeño y aislado al más amplio y global.

Veamos otro ejemplo: imaginemos por un momento que al llegar a casa, encontramos un charco de agua en la cocina; podemos pensar que simplemente a alguien se le ha derramado un poco de agua, pero si poco después de secar el charco, éste vuelve a aparecer, todos pensaríamos que hay algún tipo de fuga. Si llamáramos a un fontanero, éste enseguida comenzará a investigar de dónde viene la fuga, buscará si hay humedades en el techo de las que brote una gotera, e irá más allá analizando posibles fugas en el vecino de arriba. Sería inaceptable para nosotros que este fontanero, una vez encontrada una gotera en el techo, se dedicara a parchearla o encubrirla con pintura aislante, o simplemente nos recomendara secar el charco cada vez que éste apareciese. Seguramente le exigiríamos que encontrase el auténtico origen de la fuga.

Frecuentemente, en patologías del sistema músculo-esquelético, se trata el dolor, la inflamación, el síntoma (el charco, en definitiva), como si éste fuese todo el problema, sin analizar más allá de simples factores desencadenantes, (que no son más que la gota que colma el vaso). De la misma forma que hace el fontanero, además de tratar el síntoma deberemos preguntarnos siempre por posibles factores causales, más allá de lo que vemos con nuestros ojos. El fontanero también ve cómo la gotera brota del techo, pero aun así se pregunta por el auténtico origen de la gotera.

LA MISMA ACTUACIÓN ANALÍTICA PODEMOS APLICARLA ANTE UN DOLOR MUSCULAR, PLANTEANDO ESTOS NIVELES DE ANÁLISIS

Nivel I Análisis local de la lesión

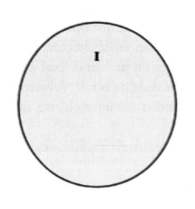

En la universidad nos han enseñado que si nos encontramos ante un paciente con epicondilitis nos preguntemos si ha sufrido algún traumatismo directo o si realiza en su vida diaria algún gesto repetitivo que justifique el dolor. La verdad es que da igual que la respuesta sea afirmativa o no, se pauta siempre el mismo tratamiento: un médico indicará tratamiento antiinflamatorio y un fisioterapeuta pautará masaje transverso profundo de Ciriax, electroterapia, ultrasonidos… Sin entrar a valorar los resultados que puedan obtener estos tratamientos, lo que quiero destacar es que frecuentemente éstos se centran exclusivamente en la zona dolorosa.

Nivel II Análisis de posible desequilibrio muscular implicado.

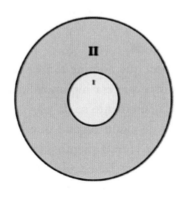

Frecuentemente, los fisioterapeutas interpretan que una lesión local no traumática, en este caso, la epicondilitis, no es más que el resultado de un desequilibrio muscular, por lo que además del tratamiento local, se empeñarán en equilibrar los diferentes grupos musculares que influyen en la extremidad superior, fundamentalmente a base de estiramientos.

Nivel III Análisis de la posible lesión vertebral y facilitación de un segmento medular.

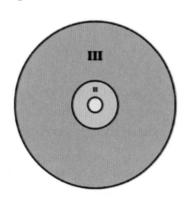

Un fisioterapeuta que tenga conocimientos de osteopatía analizará la situación más ampliamente e indicará que con frecuencia el origen de la alteración del epicóndilo, y de la descompensación muscular implicada, está en la columna cervical (un segmento medular facilitado, normalmente C5 y C6, será el origen del problema).

Nivel IV Análisis en conjunto de la columna. Hiper-hipomovilidad.

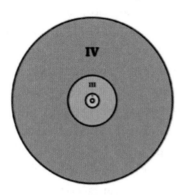

Otro osteópata más experimentado se preguntará por la causa de esta irritación y llegará a la conclusión de que esa zona cervical suele estar irritada por hipermovilidad secundaria a una hipomovilidad dorsal media-alta, y tratará esta zona hipomóvil, que frecuentemente es asintomática, y si presenta síntomas suelen ser poco importantes y pasajeros.

Esta visión vinculada a las terapias manuales que se ofrece en cada nivel de análisis es correcta, pero, ¿está el análisis completo?

Nivel V Análisis del posible desequilibrio visceral.

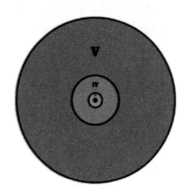

Un osteópata que domine el área visceral, añadirá que esa hipomovilidad dorsal frecuentemente se da por una disfunción de algún órgano que hay que incluir en el tratamiento para que éste sea completo (la vesícula biliar en el ejemplo de la epicondilitis).

Nivel VI Análisis del posible desequilibrio emocional.

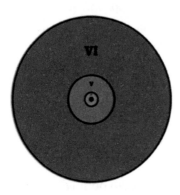

Como analizaré más adelante, una vez que el profesional entra en el análisis visceral no debe quedarse en un plano puramente fascial y físico (incluida la dietética) como hace la osteopatía, sino que hay que hacer un análisis más amplio todavía, como en la medicina oriental, relacionando cada órgano con un tipo de emoción alterada. En el caso de la vesícula biliar, la relación con la ira, la amargura, el disgusto, la crispación contenida, la crítica no manifestada, etc., lo que nos invita hacer análisis más amplios a nivel del entorno familiar, laboral o social.

Evidentemente, sólo merece la pena observar y tratar muchos problemas desde el punto de vista de los niveles I o II de la esfera de análisis, pero muchos otros problemas sólo pueden ser bien comprendidos desde la perspectiva amplia que ofrecen los niveles V y VI. La medicina oriental, en Occidente medicina natural, analiza esta cadena lesional desde la perspectiva opuesta. En este ejemplo de la epicondilitis, afirma que las alteraciones emocionales (la amargura crispación) si persisten, afectan a la vesícula y ésta genera rigidez en la zona T4-T5 y en general a toda la zona dorsal media-alta, provocando por compensación hipermovilidad cervical media-baja, y más tarde irritación del segmento medular correspondiente y manifestando una alteración en su dermatoma, miotoma y esclerotoma, con lo que llegamos a la conclusión de que en muchas ocasiones, sobre todo en los casos más rebeldes, la epicondilitis es el síntoma más visible de un problema mucho más amplio.

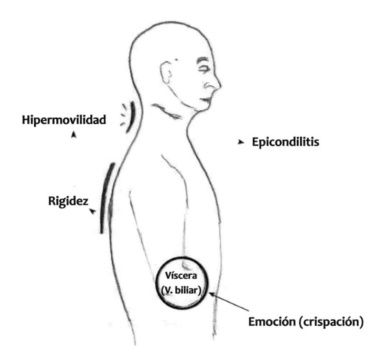

En cualquier caso, tengo que hacer varias puntualizaciones:

1. Sea cual sea el origen de, por ejemplo, una epicondilitis –puramente muscular, por actividad laboral, de origen vertebral o visceral y emocional–, el organismo siempre tiende a **la homeostasis,** a la autocuración, por lo que, en un proceso de corta evolución, si mejora o se cura, siempre hay que tener la duda de si ha sido gracias al tratamiento sea cual sea, o ha sido la evolución natural del organismo, con un proceso de homeostasis exi-

toso; no olvidemos que muchos procesos músculo-esqueléticos se curan solos sin que lleguen ni siquiera al médico.

2. Cuando una alteración emocional provoca una disfunción visceral y más adelante dolores somáticos, muchas veces **no es necesario que el paciente resuelva el conflicto emocional para solucionar la somatización, basta con que lo reconozca, con que sea consciente de cuál es el problema emocional;** esto allanará el camino para que el tratamiento con fitoterapia, homeopatía, osteopatía, estiramientos, etc., sea eficaz y rápido. Si bien es cierto que si el problema emocional es antiguo y muy arraigado, se hace necesaria la ayuda de un profesional en psicología.

3. Considerar que el problema tiene un origen víscero-emocional **no está reñido con aplicar también un tratamiento a nivel local** –Ciriax– o regional –estiramientos, manipulaciones–. Por ejemplo, una epicondilitis puede tener una raíz emocional, pero si no es un problema muy marcado, un tratamiento puramente local con masaje puede ser ayuda suficiente para que la sintomatología en el codo disminuya, aunque las posibilidades de éxito son mucho mayores cuanto más ampliemos el tratamiento al nivel muscular, vertebral, visceral…

4. **Que si el problema víscero-emocional es muy marcado y persistente, toda la cadena de alteraciones físicas a nivel dorsal, cervical y codo no desaparecerán, se haga el tratamiento que se haga.** En este sentido, vemos con frecuencia patologías rebeldes a cualquier tratamiento y que, sin embargo, meses después desaparecen por sí solas cuando la causa emocional se ha resuelto.

5. Si el origen de **un problema músculo-esquelético es puramente mecánico** (laboral, traumático…), el proceso tiene una resolución mucho más rápida y sencilla, el simple reposo puede ser suficiente.

6. El análisis de los problemas víscero-emocionales y su repercusión en el sistema músculo-esquelético **tiene una complicación añadida: la relación causa-efecto a veces es muy rápida, se puede dar en un solo día, pero en muchas ocasiones una al-**

teración tarda en repercutir en algún órgano, y más todavía en el sistema músculo-esquelético; pueden pasar incluso años hasta que provoque un problema, y éste tendrá una marcha atrás mucho más complicada.

En este sentido, es muy frecuente observar cómo personas con mucho estrés padecen somatizaciones cuando este estrés desaparece –cefaleas los fines de semana, lumbago al comienzo de las vacaciones…– o, frecuentemente, durmiendo (cuántos dolores de espalda empeoran por la noche, cuántas lumbalgias y cervicalgias se desencadenan mientras dormimos en magníficos colchones), y es que, a veces, enfermamos cuando podemos o cuando quiere nuestro subconsciente. Imaginemos una mujer con un hijo que se encuentra ingresado en cuidados intensivos durante un mes, tiempo suficiente para que la madre se encuentre en una situación extremadamente desgastante, durmiendo en un sillón de hospital, preocupada, comiendo mal, es decir, en un estado de estrés intenso. Ahora imaginemos, ¿cuándo es más fácil que, por ejemplo, tenga una lumbalgia aguda esa madre? ¿Durante el período de máximo estrés? ¿O por el contrario cuando todo se haya resuelto de forma positiva y se relaje? Sin duda, en esa fase de relajación posestrés se encontrará más cansada, con más probabilidad de padecer dolor de espalda, incluso será más susceptible de contraer, por ejemplo, un proceso gripal.

Es cierto que la gran especialización de nuestra medicina ha conducido a muchos logros y avances, pero también ha descuidado una forma de ver la enfermedad que en ocasiones es imprescindible para poderla curar, pareciera que el paciente ya no es un ser humano, sino un conjunto de piezas inertes susceptibles de estropearse, por los traumatismos externos, por la edad… Siguiendo con el ejemplo de la epicondilitis, voy a exponer un caso real:

El de un señor de cincuenta años que acudió a mi consulta con un dolor en ambos epicóndilos (en los codos), tanto en reposo como tras esfuerzos leves. En mi opinión, el hecho de que sea bilateral descarta que el problema sea únicamente local, sobre todo cuando no hay desencadenantes físicos, ya que el hombre trabaja de gerente en su propia empresa de construcción. Sin duda, tengo que ampliar el nivel de análisis y pienso en un problema cervical por hiper-movilidad secundaria a una hipomovilidad dorsal en relación con la vesícula biliar, y no como órgano físico, sino emocional. La pregunta sería más o menos la siguiente: ¿tienes algún foco de crispación a diario, algo que te amargue la vida, algún conflicto por el que te sientas maniatado e incapaz de resolverlo? Sorprendido, me contesta que su empresa ha pasado de ser muy solvente a estar en una grave situación económica, con el agravante de que varios familiares cercanos trabajan en ella y se ve incapaz de abordar el reajuste que necesitaría poner en marcha para salir adelante; se siente maniatado, agobiado, tenso e impotente y, encima, su carácter le impide exteriorizar y desahogar esta tensión.

No hay más que fijarse un poco y comprobaremos que algo no funciona bien en nuestra sanidad, en la forma de analizar y enfocar muchas dolencias.

Patricia acude a mi consulta en contra de la voluntad de su reumatólogo, que le ha dicho «que no tiene nada», y del consejo de su traumatólogo, que le ha pautado antiinflamatorios y relajantes musculares, ya que según él padece lumbalgia crónica —basándose en que tiene un dolor desde hace cinco meses— cervicodorsalgia y tendinitis en el hombro derecho.

Hace unos días tuvo una consulta con el neurólogo por unos dolores de cabeza persistentes, junto con una sensación de constante inestabilidad. Después de diversas pruebas no le han detectado nada especial, y le pautan un tratamiento para esas crisis de cefaleas. Mañana también tiene consulta con el de digestivo porque lleva tres meses con problemas; gases, dolor en la boca del estómago, digestión muy lenta… y la semana que viene tendrá otra revisión médica, para ver cómo va una infección de orina que arrastra de forma intermitente desde hace tiempo.

Tan sólo tiene veintidós años y parece que muchas partes de su cuerpo, aparentemente sin relación entre sí, se han puesto de acuerdo para empezar a fallar.

Seguramente, cada especialista que ha atendido a Patricia no conoce la existencia de todas las dolencias de la paciente, ni tampoco le interesan; cada uno trata su parcela. La medicina trata muy profundamente los síntomas, pero únicamente con una visión en el nivel 1 o incluso 2 de la esfera de análisis mencionada, pero ni vislumbra la posibilidad de que todos esos síntomas tengan relación, por lo que la paciente acabará tomando cinco o seis fármacos diferentes para tratar síntomas que tienen un mismo origen.

Pero para ayudar a curar a nuestra paciente es necesario tener una visión de conjunto, entender cómo sus dolores de cabeza y espalda están expresando la disfunción de unos órganos influenciados por determinadas emociones, y que el desequilibrio de unos órganos termina afectando a otros.

Esta paciente estará mucho más cerca de curarse cuando comprenda que buena parte de sus problemas están relacionados con el enfado, la desadaptación y la desesperanza que siente ante el alcoholismo que padece su madre desde hace años.

Además, el terapeuta ayudará a buscar el equilibrio con remedios que estimulan la capacidad de homeostasis del organismo, entre los que se encuentran la fitoterapia, la homeopatía, la osteopatía y los estiramientos musculares, completando así el análisis y el tratamiento en diferentes esferas, desde la más amplia (emocional-visceral), a la más concreta (articular-muscular).

HERRAMIENTAS QUE PODEMOS UTILIZAR ANTE DOLORES DE ORIGEN VISCERAL

En el siguiente capítulo detallaré algunas de las disfunciones más frecuentes que repercuten en el sistema músculo-esquelético, sus características y sus posibles causas.

Para clasificar las diferentes terapias a utilizar ante cualquier dolor podemos usar las esferas de análisis de un problema que he desarrollado al inicio del capítulo, es decir, utilizaremos una determinada terapia dependiendo de en qué nivel de esfera hayamos analizado un problema. Seguiré con el ejemplo de la epicondilitis.

Si lo analizamos desde el nivel I y, por tanto, pensamos que el problema concierne únicamente al codo, serán suficientes medidas para reducir el dolor y la inflamación, y podremos aplicar por ejemplo un masaje o simplemente reducir los síntomas con analgésicos y antiinflamatorios.

Si analizamos la epicondilitis desde el nivel II, es porque consideramos que ésta se debe a una descompensación muscular y, por tanto, elegiríamos técnicas de estiramiento para equilibrar las tensiones.

Si analizamos el problema desde un nivel III, es porque sopesamos la posibilidad de que el origen de la descompensación muscular y el dolor del codo esté en la columna cervical y, por lo tanto, cambiamos el enfoque a una zona alejada de la zona sintomática, y aplicamos, por ejemplo, una manipulación osteopática a nivel cervical.

Otros fisioterapeutas especializados entenderán que este problema cervical no es más que la hipermovilidad provocada por una zona hipomóvil, tratando de forma más amplia el sistema articular y muscular de otras zonas de la espalda como, por ejemplo, la zona entre los omóplatos, nivel IV.

Si queremos ampliar aún más nuestras esferas de análisis, nivel V, debemos preguntarnos el porqué de la zona hipomóvil, en este caso, la zona entre los omóplatos. La respuesta está frecuentemente en la esfera visceral, (en este caso, vesícula biliar, incluso hígado) y aplicaremos correcciones dietéticas, maniobras viscerales, tratamiento con plantas medicinales, homeopatía, acupuntura…

Una vez llegado a este nivel, invito al terapeuta a que dé un salto y se sumerja en una visión emocional, el nivel VI de la esfera de análisis, y trate de que el paciente se haga consciente de las posibles relaciones entre su dolencia física y los diferentes desequilibrios psicocomportamentales que pueda padecer.

También en este nivel VI se puede actuar positivamente a través de las plantas medicinales, la homeopatía y la acupuntura, o incluso el terapeuta manual puede optar por formarse en terapias que unen lo emocional con lo muscular, como la bioenergética, la diafroterapia, la liberación somato-emocional, las constelaciones familiares… y el abanico se amplía hasta un horizonte que seguramente no imaginábamos.

Sólo hay que tener en cuenta una cosa, y es que toda esta gama de terapias tiene, cada una en su nivel, una característica en común, que es **el intentar devolver la homeostasis al organismo y no aplacar y tratar de esconder el síntoma, como si éste fuera todo el problema.** Todo tratamiento es válido si sigue esta premisa. Cada uno a su nivel contribuye a la curación, sobre todo si el tratamiento incide en el nivel de la esfera de análisis adecuada, donde reside el origen del problema.

Para analizar y tratar nuestros problemas de salud de una forma global, desde la esfera más pequeña que concierne únicamente al síntoma, hasta la más amplia, en el ámbito víscero-emocional, **es importante un interrogatorio bien dirigido, para lo cual es una ayuda inestimable conocer algunos signos y síntomas de cada órgano-víscera y su repercusión dolorosa en el sistema músculo-esquelético.**

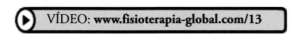

VÍDEO: www.fisioterapia-global.com/13

A esto me dedicaré detenidamente en el siguiente capítulo.

IV

DOLORES MUSCULARES Y ARTICULARES COMO CONSECUENCIA DEL ESTRÉS Y OTRAS ALTERACIONES EMOCIONALES

Los órganos lloran las lágrimas que los ojos se niegan a derramar.

(Sir William Osler)

Considero este capítulo de vital importancia para un fisioterapeuta, ya que le ayudará a enfocar sus tratamientos de una forma mucho más certera, y para el paciente con dolor de espalda, ya que encontrará explicaciones sobre el auténtico origen de sus dolencias.

A menudo, el médico insiste, de forma pertinaz, en tratar un dolor muscular o articular con analgésicos y antiinflamatorios, y el fisioterapeuta una contractura con masaje, estiramientos, corrientes, ultrasonidos, y frecuentemente sólo consigue mejorías incompletas y temporales; y es que, posiblemente, esté tratando el reflejo de un órgano o una víscera en disfunción. No pienso que el tratamiento físico sea innecesario, pero sin duda ganaría en eficacia si contempláramos el tratamiento visceral.

Como he explicado en capítulos anteriores, el estrés y las alteraciones emocionales repercuten negativamente sobre nuestros órganos y vísceras, y éstos también pueden hacerlo sobre nuestros músculos, articulaciones y especialmente sobre las vértebras. Cada tipo de emoción concreta influirá en un órgano concreto y éste sobre unos músculos y vértebras específicas.

A lo largo del capítulo especificaré qué tipo de emoción altera cada órgano y víscera, y, a su vez, en qué zona de nuestro cuerpo repercutirán éstos en la formación de contracturas, inflamaciones, rigidez…

Sobre cada órgano se podrá consultar un vídeo en la dirección de Internet indicada, donde el lector podrá visualizar y entender mejor esta información.

Para entender bien las descripciones de los siguientes grupos de órganos y vísceras, es interesante hacer algunas consideraciones:

1. La medicina natural obtiene **sus mejores resultados en aquellas disfunciones** en las que el organismo conserva intacta toda su capacidad de homeostasis, de autoequilibrarse; en este sentido, el tratamiento únicamente intenta potenciar los mecanismos autocurativos.

   La medicina convencional trata mejor las patologías más avanzadas y urgentes, donde el organismo ha perdido buena parte de su capacidad de autocuración y, sobre todo, mediante la cirugía en aquellas patologías que, sin su intervención, acabarían en una incapacidad importante o incluso en la muerte. Es en el terreno músculo-esquelético donde encontramos mayor cantidad de disfunciones y también donde más difusa es la línea que separa las éstas de la patología, ya que, por ejemplo una hernia discal (salvo las puramente traumáticas) no es más que el resultado de una contractura muscular mantenida en el tiempo, cuyos síntomas son frecuentemente silenciados con medicamentos.

2. **Cuanto más grave es un problema orgánico,** más infrecuente es que se somatice en el sistema músculo-esquelético; por ejemplo, un cáncer en el estómago no va a somatizarse en la zona dorsal izquierda, pero sí lo podrá hacer una simple acidez mantenida en el tiempo.

3. En naturopatía hay una máxima que dice: «**dolor reprimido, dolor diferido**». Por ejemplo, una persona con acidez de estómago, muy frecuente por estrés y por mala alimentación, si insistentemente toma medicamentos para reprimir el síntoma (y cuanto más eficaces, peor), con mucha probabilidad conseguirá

que aparezca un dolor en el omóplato izquierdo o zona cervical baja izquierda y que ese estrés acabe afectando a otros órganos como el sistema nervioso, el intestino delgado y finalmente el riñón. Si se tapa la expresión de un desequilibrio, éste buscará expresarse en otro sitio.

4. Alteraciones o **situaciones emocionales similares pueden producir efectos muy diferentes,** ya que dos personas nunca son iguales, ni tampoco sus circunstancias; por eso, lo que a una persona le produce duodenitis, a otra le provoca cefaleas y a un tercero, aparentemente, nada.

5. **Que el paciente no sea consciente de una situación emocional anormal no quiere decir que ésta no exista,** de hecho, muchas veces, el paciente cae en la cuenta de que estaba estresado o emocionalmente alterado meses o años más tarde, con la perspectiva del tiempo.

6. Un órgano en disfunción, como se verá más abajo, puede **deparar diversos signos y síntomas y zonas reflejas dolorosas, pero raramente todas a la vez.** Trataré en cada caso de aclarar según mi experiencia cuáles son los reflejos más habituales.

7. La emoción influye en la víscera y la víscera influye en las **emociones que sentimos.**

Si una persona se encuentra en una situación de enfado y crispación continuada, por ejemplo, porque se está divorciando, su hígado se desequilibrará en poco tiempo y esto favorecerá que esta persona tenga cada vez más reacciones coléricas, instaurándose así un círculo vicioso. Frecuentemente, los pacientes refieren sentirse más sosegados, menos crispados, más pacientes cuando cuidan su hígado con plantas medicinales, homeopatía y una buena alimentación.

Además, la víscera influye en la vértebra y la vértebra influye también en la víscera. Igualmente, hay que reconocer que si el órgano alterado facilita que una vértebra concreta se bloquee, desbloquear una vértebra mediante una manipulación contribuye a veces de forma fundamental a que un órgano en disfunción se equilibre.

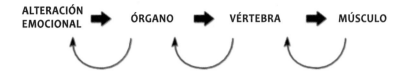

ALTERACIÓN EMOCIONAL ➡ ÓRGANO ➡ VÉRTEBRA ➡ MÚSCULO

8. **Para cada uno de los cinco elementos de la medicina oriental hay un órgano y una víscera asociada** (macizo-hueco, yin-yang) y, aunque con matices diferentes, ambos tienen una emoción común que los caracteriza y una emoción que los desequilibra. Y cuando uno de los dos órganos está afectado, tarde o temprano el otro también lo estará y, finalmente, también habrá disfunciones en los órganos secundarios.

Como expondré a continuación, cada pareja de órganos es más susceptible de enfermar en un tipo concreto de persona (biotipo linfático, bilioso, nervioso, sanguíneo) pero esto sólo supone una tendencia y, además, estos biotipos sólo son una clasificación teórica y muy general que raramente coincide con la realidad, ya que además de que la mayoría somos personas «mezcladas», tenemos una educación y un aprendizaje que modela nuestra tendencia genética. También, cada pareja de órganos tiene una estación del año y una época de la vida en la que son el eslabón más débil del organismo, pero nuevamente esto sólo marca una predisposición, ya que cualquier órgano puede entrar en disfunción por otros factores en cualquier época del año y de la vida (se puede padecer de acné sin ser bilioso ni adolescente ni estar en primavera).

Es evidente que nuestro organismo puede enfermar por diferentes causas, microtraumatismos, accidentes, quimiotóxicos…, pero en este capítulo quiero remarcar los factores emocionales que también nos hacen enfermar.

Soy consciente de que los reflejos viscerales que a continuación voy a exponer no constituyen más que una parte de todos los que existen; sin embargo, suelen ser los más representativos e interesantes para un terapeuta manual.

Describiré a continuación las alteraciones emocionales que desequilibran directamente cada órgano, pero es necesario entender que también este desequilibrio puede deberse indirectamente a la influencia negativa de otro órgano.

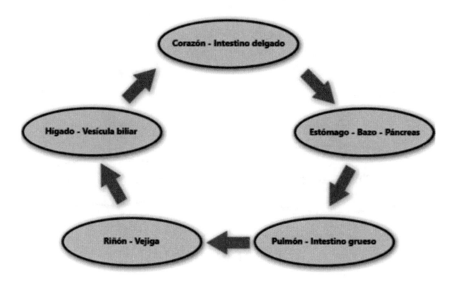

En este sentido, resulta importante que el lector acceda al siguiente enlace:

▶ VÍDEO: www.fisioterapia-global.com/14

En dicho vídeo se explica, de forma occidentalizada y muy simplificada, la interrelación energética entre órganos que ayudará al lector a interpretar las disfunciones viscerales que se van a comentar a continuación, y que son la base para entender cómo, por ejemplo, una disfunción de riñón no sólo se ve influenciada por el miedo, que es la emoción que altera a este órgano, sino que también puede tener su origen en la vesícula biliar frecuentemente por estrés.

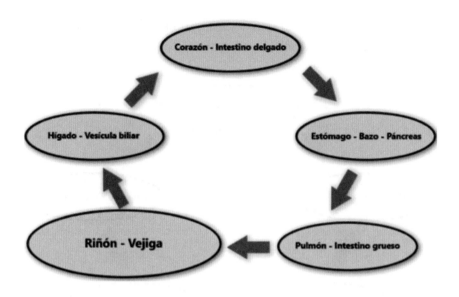

RIÑÓN-VEJIGA

Órganos secundarios: huesos, oídos, aparato genital, próstata

Riñón y vejiga corresponden al **elemento agua** de la medicina china. El invierno, la época más fría y oscura del año, es la estación característica de riñón-vejiga, y si estos órganos están en disfunción, el inverno será la época en que más problemas se dan.

Por ejemplo, las lumbalgias en las que riñón-vejiga están implicados empeoraran en esta época del año con el frío y la humedad y se sentirán claramente aliviados por el calor, no sólo en la zona lumbar, sino en todo el cuerpo (baños calientes, sauna…). Son los órganos que más se «quejan» durante la vejez y pueden también acabar afectando a sus órganos secundarios como la estructura ósea, la próstata, el oído, los genitales y provocar disminución de las defensas y de la vitalidad en general y una merma significativa de la capacidad de adaptación al estrés.

El agua representa claramente el espíritu del riñón y de la vejiga; inerte en su esencia, incolora, inodora, sin forma definida, guarda en su ser todo el potencial de energía y de vida.

EMOCIÓN BÁSICA PROPIA DE ESTE ELEMENTO

La introversión y la introspección, el recogimiento, como un árbol que aparenta estar muerto en invierno, pero guarda la esencia de la próxima floración en primavera.

Las personas propias de este elemento por nacimiento son aparentemente frías, distantes, con poca vitalidad, poco expresivas, pero con mucha capacidad mental, ordenadas, observadoras, metódicas, prudentes, con escaso protagonismo social, capaces de aislase del mundo para crear su propio espacio, a veces, incluso artístico; físicamente son de cara redondeada, caderas anchas, hombros estrechos, con músculos poco consistentes, lo que se denomina constitución linfática.

EMOCIÓN PATOLÓGICA

Se puede decir que la inseguridad, **la cobardía, la baja autoestima, el miedo y la devaluación de sí mismo** son las emociones patológicas asociadas al riñón, así como la **desesperanza** en el futuro y **la culpa** son propias de la vejiga.

EMOCIÓN CURATIVA

Las emociones que benefician al riñón y vejiga son **la valentía, la fe en uno mismo, la autoestima…**

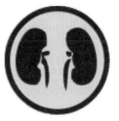

RIÑÓN

SIGNOS Y SÍNTOMAS

Podemos sospechar de disfunción renal por los siguientes signos y síntomas:

— Hipertensión arterial.

— Elevación de la creatinina (aunque se encuentre todavía en valores normales), cambios en el olor de la orina, que recuerda al amoníaco, y orina turbia más oscura de lo habitual.

— Sensación de hinchazón, retención de líquidos, engorde brusco, párpados hinchados, ojeras.

— Aversión al frío y al agua fría.

— Piel apagada, pelo sin brillo ni cuerpo.

— Sensación al salir de la cama de caminar sobre agujas.

— Decaimiento general durante todo el día con ganas de dormir, pero por la noche sueños poco reparadores y muy revueltos, caóticos, que producen la sensación de no estar ni dormidos del todo ni despiertos.

— También en el anciano con debilidad de riñón aparece la sensación de apatía, desinterés por el entorno, disminución llamativa de la memoria, aturdimiento.

— En las mujeres también puede afectar a una disminución de la regla, en un contexto de cansancio y decaimiento general.

REFLEJOS EN EL SISTEMA MÚSCULO-ESQUELÉTICO. CAUSAS DE DISFUNCIÓN

Los riñones para medicina oriental son como las baterías que suministran energía al organismo, y estas baterías se agotan por el estrés, la falta de descanso, la mala alimentación, los estimulantes y por las emociones negativas anteriormente mencionadas: el miedo, la tristeza, la falta de autoestima. Cuando los riñones se desequilibran pueden reflejarse en los siguientes problemas de espalda:

— **Inflamación e irritación de la 9.ª-10.ª y 11.ª vértebras dorsales,** que pueden provocar dorsalgias bajas agudas. En procesos renales agudos en los que frecuentemente se forman arenillas de ácido úrico, fosfato cálcico, oxalato cálcico…, se da un dolor agudo al palpar la 9.ª-10.ª y 11.ª vértebras dorsales, junto con un aumento del dolor al moverse con sensación generalizada de contractura lumbar. El paciente no suele ser habitualmente diagnosticado de un proceso renal (salvo que el dolor sea muy intenso, tipo cólico), sino que suele tratarse como una lumbalgia pautándose antiinflamatorios que retroalimentan el proceso, ya que éstos son muy perjudiciales para el riñón.

— **En otras ocasiones, el problema es más crónico,** sin grandes síntomas, con una pérdida leve de la función renal, con pérdida sutil pero progresiva de la energía del individuo; **el riñón provoca una rigidez de los niveles vertebrales dorsales bajos y charnela dorso lumbar que acaban generando de forma compensatoria una hipermovilidad de los segmentos lumbares bajos,** provocando lumbalgias y **hernia discal L5-S1 al lado izquierdo,** que se tratan erróneamente como un proceso puramente mecánico, sin tener en cuenta el auténtico origen del problema. Este tipo de lumbalgia y lumbociática izquierda son secundarias casi siempre al agotamiento inherente al estrés.

— Estas lumbalgias cronificadas presentan una rigidez peculiar en la pelvis que facilita la artrosis o desgaste **precoz de la articulación de la cadera, sobre todo la izquierda.**

— **Es relativamente frecuente padecer dolores por procesos artríticos en la zona dorsal del pie o tendinitis en los tendones extensores del tobillo y dedos por formación de microcristales de ácido úrico y ácido oxálico** por una mala función renal, fundamentalmente en personas mayores de cincuenta años y más aún si padecen problemas de retorno venoso.

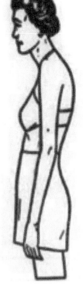

— Es importante añadir que, **frecuentemente, una persona con disfunción renal además suele adoptar una postura de pérdida de la lordosis lumbar global con retroversión pélvica y con aumento compensatorio de la lordosis lumbo-sacra.** El individuo, además de sentirse cansado y con poca vitalidad, se muestra visualmente derrumbado.

— A menudo puede aparecer un **síndrome de túnel carpiano** provocado o facilitado por una retención de líquidos (como pasa en ocasiones a partir del sexto mes del embarazo, que se pueden presentar síntomas de forma bilateral). Más frecuente es que el síndrome de túnel carpiano se presente unilateralmente: además de factores estructurales, laborales, la edad, etc., en muchas ocasiones se desencadena un proceso similar al túnel carpiano por bloqueo de la última vértebra cervical, primera dorsal y primera costilla; la musculatura de la zona es susceptible de adquirir rigidez por diferentes reflejos viscerales, uno de los más importantes es el riñón. Cuando éste carga con muchas toxinas, los músculos de esa zona aumentan su tensión de forma involuntaria, las dos vértebras citadas y la primera costilla pueden bloquearse. Una dieta respetuosa para el riñón junto a una fitoterapia depurativa potenciarán de forma definitiva el tratamiento convencional de masajes, estiramientos y manipulaciones.

— Es importante señalar que las glándulas suprarrenales, cuando están agotadas por una hiperestimulación previa (por ejemplo, por estrés), **se reflejan de forma bilateral como una banda ancha a ambos lados del sacro hasta los trocánteres y también en forma de dolor en las crestas ilíacas,** además de otros síntomas propios de la baja función de la corteza suprarrenal como inflamaciones poliarticulares y disminución del umbral del dolor.

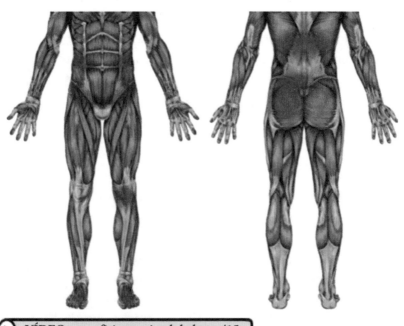

▶ VÍDEO: www.fisioterapia-global.com/15

Conviene recordar que el origen emocional de la disfunción renal reside en el miedo y la tristeza, pero también en un estrés o un conflicto que genere crispación (lo que afecta en primer lugar al hígado y a la vesícula biliar) acaba agotando al cabo de años al organismo y afectando por tanto al riñón-vejiga.

No se debe olvidar la importante influencia que tiene hoy en día el uso y el abuso de todo tipo de medicamentos, sobre todo los antiinflamatorios, una mala alimentación (exceso de proteína animal, sobre todo mariscos, carnes rojas, embutido, huevos, lácteos) y el exceso de sal (la media de consumo de sal indica que cada persona toma aproximadamente dieciocho veces más de la considerada óptima), y para terminar con más desatinos alimentarios, mencionar el abuso de todo tipo de aditivos, colorantes, conservantes, espesantes, potenciadores de sabor, etc.

En este tipo de procesos de aparentes lumbalgias, si como es habitual el médico receta antiinflamatorios, se está haciendo un flaco favor al paciente. Cualquier médico comprenderá que si algo hace daño al riñón son los antiinflamatorios, con lo cual se da la paradoja de que si este tipo de lumbalgias se tratan con antiinflamatorios, empeorará el proceso, y lo que sería una situación reversible, es decir, que el cuerpo por sí solo llegara a curarse en unos pocos días, con la medicación antiinflamatoria que se recetó el problema puede cronificarse y, secundariamente, generar lumbalgias por hipermovilidad en la zona lumbar baja e incluso patologías discales de peor solución **(hernia discal L5-S1 al lado izquierdo)**. Este tipo de lumbalgias mejoran en pocos días adjuntando al tratamiento manual un tratamiento dietético y de plantas medicinales, evitando los antiinflamatorios.

Como curiosidad, añadir que frecuentemente veo este cuadro a finales del verano o incluso principios del otoño y puede deberse a diferentes factores:

— Si es a principio de verano seguramente influirá el estrés laboral padecido en los meses previos, que se exterioriza cuando el cuerpo se lo pude permitir, por ejemplo, cuando se relaja en vacaciones.

— Si es al final del verano o principios del otoño, puede influir el clima (inicio de la época fría) y sobre todo la alimentación más desordenada del verano (fritos, mariscos, cerveza, embutidos, sal, etc.) y especialmente el consumo excesivo de tomate que durante esta época hacen algunas personas que labran una huerta.

PREGUNTAS QUE INVITAN A LA REFLEXIÓN

Para invitar al paciente a que reflexione sobre las causas emocionales que pueden estar detrás de la disfunción de un órgano (en este caso, el riñón) y que éste a su vez provoque un dolor músculo-esquelético, podemos realizar las siguientes preguntas:

— ¿Qué te ha provocado que te infravalores, tu educación, un conflicto puntual en tu vida, un cambio no asumido?
— ¿Por qué estás agotado?
— ¿Por qué te autoexprimes?
— ¿Qué agresión antigua, que todavía te produce ira, no has superado y te ha dejado desfondado?
— ¿De qué tienes miedo?

VEJIGA

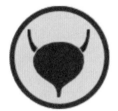

SIGNOS Y SÍNTOMAS

La más aguda de sus afecciones es la infección de orina, que se manifiesta con escozor al miccionar, sensación de presión encima del pubis, sensación constante de necesitar orinar y, en ocasiones sensación de frío, sobre todo de cintura para abajo. Un desencadenante típico es el frío y la humedad.

La primera infección de orina suele ser la más aguda; la medicina convencional la trata con antibióticos y obtiene resultados rápidos, pero si el origen de la infección no es sólo físico…, el problema tiende a volver cada vez de forma menos aguda, es decir, menos síntomas y más apagados, un cuadro que se va haciendo más crónico y en el que con los años pueden aparecer los primeros síntomas de incontinencia urinaria.

REFLEJOS EN EL SISTEMA MÚSCULO-ESQUELÉTICO. CAUSAS DE DISFUNCIÓN

— El reflejo típico de la vejiga **es la sensación de tensión, cargazón, incluso dolor en reposo en la zona de los gemelos,** siempre bilateral, pudiendo evolucionar junto con otros factores a tendinitis aquilea o incluso roturas de fibras en el gemelo.

— También es frecuente **el reflejo en la columna a ambos lados de la tercera lumbar, con facilitación de bloqueos de esta misma vértebra** y lumbago, reflejos que a su vez favorecerán la perpetuación de la disfunción de la vejiga.

— Aunque menos frecuente, también puede provocar dolor y **reflejos tensionales en ambos antebrazos y muñecas.**

— **En niños se puede manifestar con frecuentes dolores en ambas tibias, sobre todo por la noche,** en fases de cambios en su infancia que les produce cierta desadaptación y disminución de su tono energético y que, normalmente, se suelen resolver sin tratamiento (erróneamente, este dolor se cataloga con frecuencia como dolores de crecimiento).

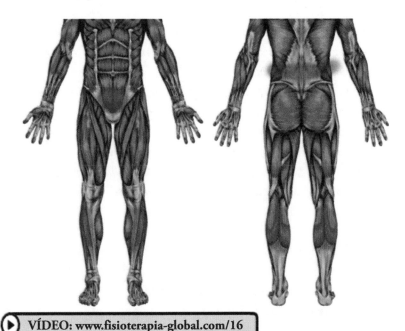

▶ VÍDEO: www.fisioterapia-global.com/16

Descartando situaciones puntuales de agresión externa, como es el sondaje vesical, la causa principal de la disfunción de vejiga es un desequilibrio energético que está influido sobre todo por la situación emocional.

Otros factores como frío, humedad, relaciones sexuales... no son más que meros factores desencadenantes.

El paciente con disfunción de vejiga está manifestando la desesperanza que siente, la sensación de ver cómo el camino que le queda por realizar está «demasiado cuesta arriba»; se siente impotente, sin fuerzas ante un conflicto a veces de pareja, familiar, incluso en el ámbito laboral.

Otra causa emocional frecuente es la sensación de culpa permanente, de forma genérica o ante algún problema concreto. Cualquier psicólogo confirmará el hecho de que, en la infancia, un conflicto o agresión psíquica puede generar sentimientos de culpabilidad en el niño que tal vez impregnen su personalidad el resto de su vida (divorcio de los padres, malos tratos...).

Como ejemplo de disfunción de vejiga voy a exponer el caso de Vicente:

Tiene treinta y cinco años, ha hecho deporte toda su vida, pero lleva seis meses con pesadez y rigidez en ambos gemelos, que le han abocado a dos roturas de fibras de las que no se recupera bien.

Pronto manifiesta que se cree incapaz de sacar adelante un negocio en el que ha invertido toda su ilusión y esfuerzo, se siente impotente y desesperanzado, lo que se somatiza en los gemelos.

Éste es un caso sencillo, donde el paciente mejorará casi sin más tratamiento, sólo con saber cuál es el origen verdadero de sus problemas musculares, que no le dejan practicar su mejor vía de escape: el deporte.

LA VEJIGA EN LA MUJER

Por todos es sabido que especialmente es la mujer quien padece más el problema de vejiga, y sería injusto no mencionar que tiene factores físicos que la predisponen:

— Una uretra más corta.

— La propia anatomía de la pelvis, que hace a la vejiga más vulnerable a las presiones intestinales.

— Contacto más íntimo con su sistema ginecológico más complejo (sobre todo si hay un útero en retroversión).

— Embarazos.

Pero hay matices psicológicos en relación con **la culpa** que tienen especial influencia en la mujer:

En primer lugar, la mujer ha sufrido un cambio importante en su rol social en los últimos cuarenta años; ha empezado a trabajar fuera de casa, delegando parte del cuidado de los hijos en otras personas, lo que en muchas mujeres provoca de forma callada e incluso inconsciente, la sensación de culpa por el abandono del hogar.

Por el contrario, otras mujeres que han podido y decidido no trabajar fuera de casa para dedicarse por entero a su familia con el paso del tiempo llegan a sentirse infelices y después culpables al pensar que hubieran sido más felices trabajando fuera de casa.

Por otra parte, hay situaciones más genéricas y antiguas que también generan sensación de culpa constante en muchas mujeres, que durante siglos han padecido una educación más represiva, basada, aunque sutilmente, en el chantaje emocional y en la realidad de que una mujer tiene que esforzarse más para merecer lo mismo: «Papá y mamá te quieren si te portas como una buena chica», «Te queremos si te lo mereces…».

Esta educación basada en el amor condicionado y en el castigo-recompensa, lleva implícita la sensación de culpa de «Si no me quieren, es que no me lo merezco», «Si algo no me sale bien, o si los demás no me aceptan, es que tal vez no me lo merezca», pudiéndose instaurar la culpa ante cualquier revés de la vida, incluso la culpa cuando se disfruta: «**¿Me merezco de verdad este disfrute?**». El siguiente es un ejemplo de esto.

Una joven de treinta años profesora de baile que acude aquejada de una rotura de fibras en el gemelo después de un mínimo esfuerzo y con una evolución tórpida. Le pregunto si ha tenido alguna infección de orina o síntomas rela-

cionados con la vejiga en los últimos tiempos; sorprendida contesta afirmati-
vamente; en los últimos cuatro viajes que ha hecho con su novio, ha tenido
una infección de orina. Me acaba contando que cada vez que sale de viaje con
su novio, aunque por un lado está muy feliz, por otro se siente culpable de
abandonar a su madre, con la que está muy unida y a la que debe acompañar
desde muy niña, ya que se quedó viuda cuando ella tenía solamente doce
años. Le hago comprender que esta culpabilidad le genera una sensación de
pérdida de autoestima y una incapacidad para ser feliz lejos de su madre.

PREGUNTAS QUE INVITAN A LA REFLEXIÓN

Para invitar al paciente a que reflexione sobre las causas emocionales
que pueden estar detrás de una disfunción de un órgano (en este caso,
la vejiga) y que éste a su vez provoque un dolor músculo-esquelético,
podemos realizar las siguientes preguntas:

— ¿Qué te hace sentir desesperanza?
— ¿A qué situación no tienes fuerzas para enfrentarte?
— ¿A qué no le ves futuro?
— ¿Quién o qué situación te ahoga o invade tu espacio vital y sientes
que no puedes escapar?
— ¿Qué conflicto reciente o antiguo no superas y te hace sentir
culpable y desesperanzado?

ÓRGANOS SECUNDARIOS DEL ELEMENTO AGUA: PRÓSTATA, ÚTERO, OVARIOS, ESTRUCTURA ÓSEA

REFLEJOS DEL OVARIO

— **Irritación de los músculos que rodean a la 3.ª** vértebra lumbar,
que predispone a bloqueos vertebrales y lumbalgias; en otras ocasiones puede presentarse un dolor constante a ambos lados del nivel
lumbar mencionado.
— **De forma similar al útero,** el ovario se refleja en **la zona externa
del tobillo.**

— Dolor en la zona externa de la rodilla, **a nivel de la rótula.**

— Se ven con cierta frecuencia mujeres a las que les puede quedar **un dolor e inflamación residual incluso meses después de un esguince de tobillo,** síntomas que desaparecen tratando el ovario.

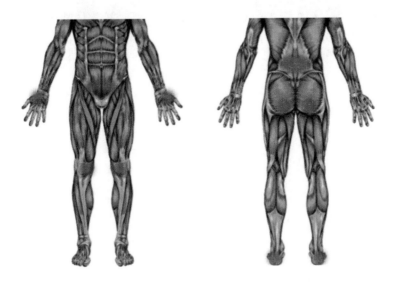

REFLEJOS DEL ÚTERO

Se da en todo tipo de disfunciones de la menstruación más o menos manifestadas.

— **En la cuarta y quinta lumbar provocando lumbalgias con predominio del dolor al lado derecho.** En ocasiones se pueden dar dolores sordos en las inserciones de la pata de ganso en la cara interna de ambas rodillas o únicamente en la derecha.

— **También en mujeres mayores, es frecuente ver acúmulos de líquidos perimaleolares, en la zona interna de los tobillos,** normalmente de tipo indoloro, este acúmulo de líquido se ve incluso en mujeres con un retorno venoso normal.

— **Inflamación en la inserción de los tendones cubitales en la zona interna de la muñeca.**

— **Trocanteritis,** sobre todo al lado derecho.

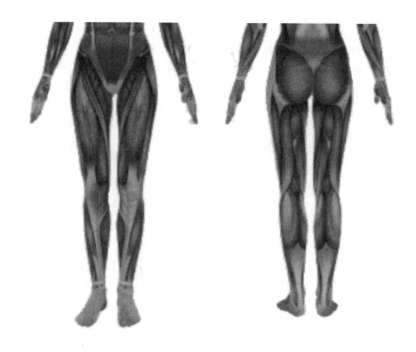

REFLEJOS DE PRÓSTATA

Son muy similares a los de útero:

- El reflejo más frecuente, sobre todo cuando la próstata está en sus comienzos disfuncionales, **se da en la cuarta y quinta lumbar con dolor irradiado hasta el trocánter mayor unilateralmente, casi siempre el derecho.**
- También he comprobado en alguna ocasión que la disfunción de próstata, como sucede con el útero, se **refleja en la cara interna de ambas rodillas** o únicamente en la derecha, que se conoce como tendinitis de la pata de ganso.
- **Dolor opresivo en el periné,** sobre todo al estar sentado.

ORIGEN Y CAUSAS

El origen emocional en las disfunciones de estos órganos, aunque con matices, están en relación con las mismas emociones que alteran riñón y vejiga: el miedo a no ser amado, a no ser útil, el sentimiento de culpa tan ilógico como real y omnipresente en todas aquellas personas que de niños no sintieron el amor incondicional de sus padres (más aún en aquellos que sufrieron abusos sexuales a la edad infantil; sería sencillo estudiar la prevalencia de disfunciones y todo tipo de patologías ováricas y uterinas en mujeres que sufrieron abusos sexuales en la infancia).

También el sentimiento de desvalorización que, aunque pueda afectar a cualquier edad, tiene su terreno abonado a partir de la quinta década de la vida: la mujer pierde la capacidad de procrear y los hijos van abandonando el hogar; el hombre ve disminuir de forma evidente capacidades físicas de las que hasta hace poco se sentía orgulloso (entre las que hay que señalar las sexuales), especialmente si ha sido una persona muy activa, que ha desempeñado una relación de dominio en su vida, tanto laboral como familiar, y va comprobando, por él mismo u obligado por el entorno (jubilación), cómo va perdiendo ímpetu, influencia y, en definitiva, poder, lo que le acaba provocando una merma de su autoestima, un sentimiento de desvalorización que abona el terreno para un aumento del tamaño de la próstata.

También el tejido óseo, como parte del elemento agua, se descalcifica como expresión del sentimiento de desvalorización que puede aparecer en las etapas antes mencionadas, junto con otros factores como:

— Acidosis metabólica mantenida durante años, provocada por una mala nutrición (en la que en parte colabora el consumo de lácteos, tema controvertido que desarrollaré en un capítulo posterior) y potenciada por el estrés.
— Falta de ejercicio, tan frecuente en nuestra sociedad moderna.

Pero el sentimiento de no sentirse valorado puede tener otros muchos orígenes:

Un joven paciente de treinta y siete años que acude a mi consulta por dolor constante, incluso a veces durante la noche, en la cara interna de ambas rodillas de un año de evolución. Todas las pruebas mediante radiografías o resonancia obtenían un resultado normal y el paciente había estado tomando durante largo tiempo un tratamiento antiinflamatorio y analgésico sin nin-

gún resultado. Sin embargo, en un interrogatorio no circunscrito a la rodilla el paciente confiesa:

—Sentirse cansado, agotado, sobre todo a la altura de las piernas, con una sensación de congestión muy marcada en los gemelos y, con mucha frecuencia, ardor al orinar.

—Presión y dolor en el periné en viajes de coche largos.

—Tuvo un cólico renal hace dieciocho meses.

Todo el elemento agua (riñón-vejiga) estaba afectado, provocando una prostatitis y un sentimiento de desvalorización asociado que puede venir incluso desde la infancia.

El tratamiento de fitoterapia obtuvo un resultado espectacular, en diez días había desaparecido el dolor. El paciente acabó confesando un conflicto emocional que nadie conocía y necesitaba desahogar: era homosexual, tenía miedo a no ser comprendido y no ser aceptado, *especialmente por su padre.* Sin duda, un conflicto no resuelto, callado, que comienza por afectar a la vesícula biliar, y termina en un sentimiento de desvalorización que afecta a su riñón-vejiga y, en este caso, incluso a la próstata.

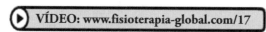

VÍDEO: www.fisioterapia-global.com/17

ALGUNAS RECETAS DE FITOTERAPIA

Las recetas que a continuación se exponen no pueden ser consideradas como un tratamiento correcto, ya que cada paciente tiene sus particularidades, pero presento algunos casos hipotéticos donde el tratamiento de fitoterapia se puede aproximar al de un caso real, aun a riesgo de perder precisión y, por tanto, eficacia.

No se debe olvidar que los tratamientos de plantas que se exponen son complementarios en mayor o menor grado al tratamiento de terapia manual pertinente, a determinados cambios de hábitos dietéticos especificados en la segunda parte del libro y a la valoración del componente emocional que pudiera estar presente en cada caso.

Aconsejo al lector que consulte algunos datos sobre la preparación de la receta de plantas medicinales en las últimas páginas del libro.

PLANTAS MEDICINALES CARACTERÍSTICAS DEL ELEMENTO AGUA (RIÑÓN-VEJIGA)

Abedul, brezo, vara de oro, cola de caballo, enebro, fresno, gatuña, gayuba, grama, ortosifón, diente de león, grosellero negro, ulmaria, milenrama, caléndula, propóleo.

RECETAS PARA PROBLEMAS MÚSCULO-ESQUELÉTICOS DERIVADOS DE LA DISFUNCIÓN DEL ELEMENTO AGUA

Ciática izquierda por bloqueo y hernia discal entre la 5.ª vértebra lumbar y el sacro.

Estas ciáticas son frecuentemente de origen renal, sobre todo si coexisten con más síntomas renales. Un tratamiento de fitoterapia aproximado para estos casos puede ser la siguiente mezcla de plantas, tres infusiones al día:

Cardo mariano, menta, valeriana, cola de caballo, tila, ortiga verde, verbena, diente de león.

Extracto de fumaria y extracto de cola de caballo: 10 gotas de cada uno en cada infusión.

Valeriana 200CH: 3 gránulos 1 vez al día durante un mes. Hipéricum 12DH: 3 gránulos 3 veces al día hasta que ceda el dolor e irradiación ciática.

- Si hay cansancio, añadir: Composor 2 y extracto de eleuterococo (10 gotas de cada uno en cada infusión).
- Si predomina la ansiedad, añadir: Composor 5 (10 gotas en cada infusión).

Lumbalgias bajas por hipomovilidad de la zona dorsolumbar y región dorsal baja, hecho que suele deberse al riñón, máxime si hay especial sensibilidad al palpar la 9.ª, 10.ª y 11.ª vértebras dorsales u otros síntomas de disfunción renal.

Un tratamiento de fitoterapia aproximado para estos casos sería el siguiente:

Tres infusiones al día de la siguiente mezcla de plantas: Cardo mariano (la mitad de peso que el resto de plantas), abedul, menta, valeriana, cola de caballo, ortosifón, diente de león, grama, vara de oro. Extracto de fumaria y Composor 20: 10 gotas de cada uno para cada infusión.

- Si hay sospecha de litiasis o arenillas en el riñón, con sus dolores característicos, añadir: 20 gotas a cada infusión de Composor 25.
- Si hubiese síntomas de vejiga, añadir: 20 gotas a cada infusión de Composor 24.
- Si hubiese síntomas de próstata, añadir: 20 gotas a cada infusión de Composor 10.

Dolor e inflamación en la zona dorsal del pie y tobillo, incluso tendinitis en los tendones extensores del tobillo y dedos.

Además del pertinente tratamiento dietético (evitar espárrago, acelga, tomate, embutidos, carne roja, leche y queso), se pueden tomar tres infusiones al día de la siguiente mezcla de plantas:

Cardo mariano, fumaria, alcachofera, cola de caballo, enebro, abedul, ortiga verde, castaño de Indias.

Composor 7: 10 gotas a cada infusión. Composor 20: 10 gotas a cada infusión. Extracto de bardana: 10 gotas a cada infusión.

- Si hay mala circulación de retorno, añadir: Extracto de castaño de Indias (10 gotas a cada infusión).
- En casos muy agudos, el proceso curativo se puede acelerar aplicando un emplasto de arcilla roja en polvo a la que se añade un poco de agua de una infusión de cola de caballo y milenrama. Aplicar debajo de un vendaje durante toda la noche.

Dolor y tensión de ambos gemelos, que pueden derivar en tendinopatías del tendón de Aquiles, roturas de fibras y que se pueden acompañar de otros síntomas de vejiga, como ardor al orinar, orinar muchas veces y poca cantidad, cansancio, dolor lumbar…:

Tomar tres infusiones al día de la siguiente mezcla de plantas: Romero, cardo mariano, gayuba, brezo, diente de león, cola de caballo.

Composor 24: 10 o 20 gotas a cada infusión (según la intensidad de los síntomas).

Composor 6: 10 gotas a cada infusión. Extracto de propóleo: 10 gotas a cada infusión.

1. Si hay ardor al orinar, añadir: Cantharis 9 CH 3 gránulos 3 veces al día.
2. Si hay presión y molestias encima del pubis, añadir: Causticum 5 CH 3 gránulos 3 veces al día.
3. Si hubiese rotura de fibras en el gemelo, añadir:
   • Arnica 9 CH, 3 gránulos 3 veces al día.
   • Sulfur 5 CH, 3 gránulos 3 veces al día.
   • Emplasto de arcilla roja en polvo con vinagre de vino tinto.

En la tendinopatía de Aquiles, añadir emplasto de arcilla roja en polvo con un poco del agua de la infusión de cola de caballo y milenrama. En este caso especial, cobra importancia la terapia manual en la zona lumbar, la movilización del sistema nervioso, periférico, masaje de Ciriax…

Los problemas lumbares o tendinitis de pata de ganso, que son secundarios a disfunciones de próstata, se aliviarán al tomar tres infusiones al día de la siguiente mezcla de plantas:
Cardo mariano, romero, diente de león, ortiga verde, gayuba, cola de caballo, castaño de Indias.

Composor 10: 20 gotas a cada infusión.
Extracto de ortiga verde: 10 gotas a cada infusión.
Extracto de equinácea: 10 gotas a cada infusión.
Extracto de propóleo: 10 gotas a cada infusión.

Cualquier problema que curse con muchos síntomas de riñón-vejiga, sobre todo en personas mayores de sesenta años, y que padezcan de sueños inquietos, superficiales, con sensación de pesadillas repetitivas, sueños caóticos, se aliviará de forma importante con los siguientes oligoelementos:
Cobre-oro-plata: 2 ml por la mañana (se comercializa en recipiente de plástico y en ocasiones no se consigue en España, por lo que se encarga por Internet en farmacias de Francia o Andorra).

Oligolitio: Una ampolla al acostarse.

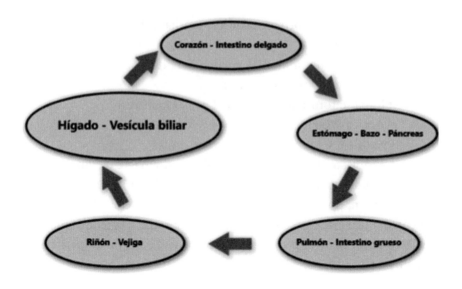

HÍGADO-VESÍCULA BILIAR

Órganos secundarios:
Tejido conjuntivo, ojos (visión), uñas, senos nasales

El hígado y la vesícula biliar corresponden al **elemento madera** de la medicina china y su estación característica es la primavera; es en esta época del año cuando estos órganos pueden estar más alterados, sobre todo en niños a partir de los seis u ocho años hasta la adolescencia (al igual que en la primavera se inicia desarrollo imparable de la naturaleza, en la infancia y la adolescencia es cuando se produce la imparable metamorfosis del ser humano).

EMOCIÓN BÁSICA PROPIA DE ESTE ELEMENTO

La **perseverancia y el ímpetu** son las características asociadas al hígado y a la vesícula biliar. Un importante porcentaje de la población (normalmente la del grupo sanguíneo 0), se considera que de nacimiento es de constitución hepático biliar, es decir, tienen unas características propias del elemento madera y una tendencia a enfermar en la que los eslabones débiles son el hígado y la vesícula biliar. Suelen ser personas perseverantes, pasionales, con tendencia a buscar la novedad, incluso el riesgo; anárquicos por naturaleza, se adaptan mal a los horarios, a la rutina y a la monotonía. Suelen ser personas delgadas, pero con la musculatura y la cara con formas angulosas. Se adaptan a la perfección a esta sociedad moderna, de la competitividad y la innovación, pero mal a la sociedad moderna de los horarios, de la vida sedentaria, de la comida basura.

Aunque tienen mucha capacidad física para soportar el estrés, se controlan mal y tienden a un exceso en su ritmo de vida que acaba generando innumerables disfunciones que, al cabo de los años, afectan al elemento previo de la madera, es decir, el elemento agua= riñón, vejiga.

EMOCIÓN PATOLÓGICA

Esa tendencia al exceso, al estrés, facilita que el ímpetu se transforme en **agresividad, descontrol, enfado, reacciones coléricas, intolerancia** y la perseverancia en la **tozudez, inflexibilidad y exacerbación del espíritu crítico.**

También la dificultad de integrar y digerir nuevas situaciones hace que el elemento madera (hígado-vesícula biliar) sea susceptible de padecer desequilibrios.

EMOCIÓN CURATIVA

La **paciencia y la tolerancia** benefician al hígado y a la vesícula biliar. Tolerar, sobre todo a aquellas personas y situaciones por las que nos sentimos agredidos; para conseguir esto es clave el hecho de comprender al otro, de empatizar, intentar ver «la otra versión» en un conflicto, así como tratar de ser humilde (humildad y tolerancia van muy unidos).

Cuando esto no se produce, el hígado y la vesícula biliar provocan disfunciones más o menos graves y dolorosas, muchas veces a nivel músculo-esquelético, que nos obligan a ser humildes, a frenar el exceso de ímpetu y de ambición. No hay que dejarse engañar por las apariencias, muchas personas hepático-biliares huyen de la intolerancia y del extremismo porque de forma inconsciente se ven reflejadas (el defecto de los demás que más nos molesta es el que nos recuerda a nosotros mismos); por eso se muestran como personas muy tolerantes, lo cual en principio es una buena opción. Lo relevante es si esta evolución es una pose, una apariencia o es algo más sincero y profundo (lo curativo es ser tolerante con quien resulta difícil serlo).

VESÍCULA BILIAR

SIGNOS Y SÍNTOMAS

— Náusea o sensación de asco exacerbada en momentos concretos del día (ayunas) o por alimentos grasos u olores fuertes.
— Digestiones lentas y estreñimiento por falta de liberación de bilis, que pueden manifestar un espasmo de la vesícula biliar.
— Hipersensibilidad olfativa y visual.
— Procesos nasales como sinusitis y rinitis.
— En casos extremos, cólicos biliares, que pueden indicar una formación de piedras que no son más que el resultado de una disfunción de vesícula e hígado durante largo tiempo.

REFLEJOS EN EL SISTEMA MÚSCULO-ESQUELÉTICO. CAUSAS DE DISFUNCIÓN

La vesícula se ve perjudicada por las emociones comentadas al principio del capítulo, pero con un matiz: tiene la tendencia a producirse en personas a las que les cuesta exteriorizar su enfado y lo acumulan, lo que provoca ira contenida. También suelen ser personas perfeccionistas que se estresan por pequeñeces, con tendencia a criticar incluso comportamientos intranscendentes de las personas que las rodean.

Es difícil disociar los síntomas y reflejos dolorosos propios de la vesicular biliar y los desequilibrios que provoca en el elemento siguiente, el elemento fuego: palpitaciones, descompensación en la tensión arterial, ansiedad…

— **Irritación de 4.ª a 7.ª vértebras dorsales**, sobre todo la 4.ª. Las disfunciones hepaticobiliares provocan una rigidez en esa zona que secundariamente produce hipermovilidad cervical media y baja y acaban provocando cervicalgias, fundamentalmente en el lado derecho.

— **Epicondilitis** de origen cervical.

— Inconfundible y **muy frecuente es el reflejo que aparece en el lado izquierdo de la nuca** y que puede acompañarse de mareo, cefaleas o irradiación al ojo izquierdo, con limitación de giro del cuello hacia la izquierda.

— Otro reflejo muy frecuente es la sensación de **tensión y pesadez en ambos trapecios altos, la típica expresión del paciente que dice sentir como si llevase una mochila todo el día.**

— En ocasiones, **pequeños cólicos biliares o el aviso de que va a producirse uno más fuerte, que se expresa con dolor irradiado a nivel de la 9.ª, 10.ª y 11.ª vértebras dorsales al lado derecho** y a lo largo de las costillas.

— **Sensación de mareo, aturdimiento, borrachera, incluso vértigos.** He tratado numerosos pacientes con este tipo de procesos, incluso varios diagnosticados de la enfermedad de Ménière (enfermedad primaria del oído interno, teóricamente incurable y de origen desconocido) con un resultado óptimo en casi todos los casos habiendo tratado la vesícula biliar como origen del problema

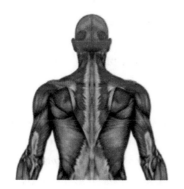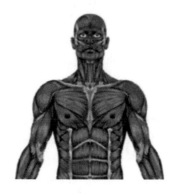

VÍDEO: www.fisioterapia-global.com/18

LOS MAREOS

En los pacientes que he tratado con este síntoma, y más aún si van acompañados de náuseas, vómitos biliosos, cefaleas tensionales, cervicalgias izquierdas…, el origen está en la vesícula.

Los mareos más leves y algunos vértigos pueden deberse únicamente a una situación prolongada en el tiempo de tensión y de estrés, el paciente se encuentra tan saturado, tan al límite, que un extra de estímulos tanto visuales como auditivos –como los que tienen lugar en un centro comercial– pueden desencadenar los síntomas. En estos casos tiene mucha importancia el carácter perfeccionista y bilioso (en el sentido de introvertido) del paciente, con lo que a pesar del tratamiento el problema puede volver periódicamente aunque de forma leve.

Es frecuente que la vesícula esté en disfunción por una causa concreta, en este caso, la pregunta a realizar al paciente es: «¿Has tenido algún disgusto últimamente, alguna situación que te haya amargado tu día a día? ¿Un cambio difícil de asumir que te haya desestabilizado?»; pueden pasar tres cosas:

1. Que el paciente asienta y piense que eres una especie de adivino.
2. Que el paciente piense que eres un adivino, pero conteste negativamente porque le has preguntado por algo íntimo y tan doloroso que le cuesta reconocerlo y expresarlo en alto.
3. Que el paciente no lo reconozca porque no es consciente por ser un problema acaecido hace muchos años, probablemente en su infancia.

Éste es el caso de Marta, una mujer de cuarenta años diagnosticada de síndrome de Ménière. Padecía desde hace dos años un mareo casi constante que le impedía conducir y estaba de baja laboral; se encontraba en una situación ansioso-depresiva y además refería fuertes dolores de cabeza, sobre todo en la zona de la nuca y una hernia discal C7-D1 al lado izquierdo. La paciente había sido tratada con el principio activo sulpirida (Dogmatil) en las primeras crisis de vértigo, y cuando empezó a tener pérdidas de audición y acúfenos, le diagnosticaron de síndrome de Ménière e inició un tratamiento farmacológico que pretendía aumentar el riego vascular cerebral y que obtuvo nulos resultados.

En primera instancia la traté con fitoterapia, oligoelementos y terapia manual; tuvo un resultado espectacular, ya que se le quitaron completamente los mareos e incluso en la siguiente audiometría había recuperado un 30 % de oído.

Pocos meses más tarde acudió a mi consulta con una recaída, se encontraba en la misma situación que la primera vez, por lo que apliqué la máxima de que cuando un problema reaparece es porque no hemos llegado a resolver la causa. La paciente en la primera consulta me refirió que no tenía ningún factor causal emocional, su vida entonces era muy cómoda, no había tenido ningún problema ni económico ni familiar, ni ninguna circunstancia especial que la incomodara; sin embargo, en la segunda consulta quise incidir más en si había algún factor emocional aunque fuese muy atrás en el tiempo. La paciente se puso muy nerviosa y contestó que preferiría no hablar de temas más antiguos, pero poco a poco conseguí sacar cierta información: se quedó huérfana de madre con doce años y su padre, desde antes y más a partir de entonces, la maltrataba física y psicológicamente, por lo que pasó el resto de su infancia con sus abuelos maternos.

Cuando conocí esta circunstancia pensé que podría ser éste el factor causal; un trauma infantil difícilmente asumible que se queda enquistado en la psique y que, como suele ser habitual, cuanto más grave es, más tiempo tarda en somatizarse, pero de una forma más rebelde. Yo le recomendé hacer una terapia psicológica difícil y amarga como su infancia, pero indispensable para conseguir una auténtica curación.

El tratamiento de fitoterapia y de terapia manual que yo le seguí aplicando tuvo un efecto que esta vez sí fue definitivo y no solamente, como me refirió la paciente, en la zona del cuello y sobre los mareos, sino que recuperó el 80 % del oído, y su estatus ansioso-depresivo, que ella pensaba «era de su personalidad», desapareció completamente.

Evidentemente, éstos son los casos más complicados, con más tendencia a la recaída y que llevan asociados procesos ansioso-depresivos y, al cabo de los años, depresiones cronificadas que hacen imprescindible el tratamiento psicológico por parte de un profesional, hernias discales y síntomas psicológicos más graves como crisis de ansiedad.

En cualquier caso, la terapia manual tratará de resolver los desequilibrios musculares y articulares de las zonas dorsal y cervical, sobre todo de la nuca, para lo que es fundamental el equilibrio de la vesícula biliar y el sistema nervioso, pautando una receta de plantas medicinales individualizada, apoyándose también en la homeopatía y retirando los alimentos agresivos para el hígado y la vesícula (chocolate, café, naranjas, mandarinas, embutidos, grasas saturadas, galletas, bollerías y lácteos). Todas estas herramientas terapéuticas surtirán efecto rápido y duradero si el paciente encuentra la causa emocional, el disgusto que le está afectando a la vesícula biliar. En algunas ocasiones, es suficiente con este reconocimiento, que el paciente sea consciente de la relación causa-efecto entre esa tensión emocional y el problema físico que le está causando; si ese reconocimiento se produce, aunque el problema no se solucione, se facilita que se asuma, se tolere y se digiera. En los casos en los que el paciente me ha confesado la naturaleza del disgusto (el hecho de contarlo supone un vomito emocional, cuesta, es desagradable, pero luego alivia y marca el principio de la curación), ésta es muy variada: muertes de parientes con un luto insuficiente o reprimido con antidepresivos y ansiolíticos, discusiones familiares, problemas de herencias, divorcios…

En una ocasión, tuve en mi consulta a un paciente que era médico (yo, por diferentes fuentes, sabía que era muy crítico, incluso despectivo con la medicina natural) que acudió aquejado de una fuerte sensación de presión en la nuca, náuseas y cefaleas tensionales. Había padecido tres crisis de vértigo en los últimos tres meses, tratado con Dogmatil y, últimamente, con un vasodilatador para aumentar el riego cerebral. Las crisis de vértigo cedían rápidamente, pero se encontraba constantemente mareado; muy desesperado debía de estar para acudir a mi consulta. Yo sabía por otras fuentes que se había jubilado hacía cuatro meses y lo había asumido muy mal, estaba amargado, y es que era muy difícil pasar de ser don Fernando, jefe del servicio, a ser un jubilado más. Aunque él negó haber padecido ningún revés, mi interrogatorio no cayó en saco roto; incluso retiró toda la medicación y cumplió mi terapia de plantas medicinales. Consiguió un resultado óptimo en apenas quince días y dos sesiones de tratamiento.

PREGUNTAS QUE INVITAN A LA REFLEXIÓN

Para invitar al paciente a que reflexione sobre las causas emocionales que pueden estar detrás de la disfunción de un órgano (en este caso, la vesícula biliar) y que éste a su vez provoque un dolor músculo-esquelético, podemos realizar las siguientes preguntas:

— ¿Qué disgusto has tenido y no puedes digerir?
— ¿Te sientes injustamente criticado?
— ¿Qué te amarga?
— ¿Por qué eres tan crítico contigo (y con los demás) y te obligas a ser perfecto?
— ¿Te sientes reconocido por los demás?
— ¿Cuál es tu lugar en la vida?

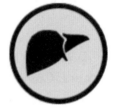

HÍGADO

SIGNOS Y SÍNTOMAS

— Ictericia.
— Síntomas digestivos similares a los de la vesícula biliar, pero además, la disfunción de hígado puede provocar en el estómago una hipersecreción de ácido clorhídrico, que producen acidez, reflujos, etc., por lo que la acidez y los reflujos tienen una raíz causal hepática (*véase* el capítulo «Estómago-bazo-páncreas»).
— Cansancio matutino
— Piel grasa y formación de quistes sebáceos en los párpados, cuero cabelludo y en general en cualquier zona de la piel. Acné y cualquier problema de piel que curse con picor.
— Hígado graso.
—Niveles de colesterol y triglicéridos elevados incluso en personas que se alimentan bien, pero por su carácter o su entorno padecen estrés permanente.
— Aliento cargado que desprende un vago olor a manzana o acetona.
— Deseos de tomar chocolate, café, embutido y quesos.

— Heces blanquecinas (por falta de bilis).
— Heces que flotan o con olor nauseabundo, también estreñimiento y diarreas (cualquier problema del intestino delgado puede tener su raíz en el hígado).
— Faringitis-amigdalitis. Aunque faringe y amígdalas pertenecen al elemento fuego, enferman por el mal funcionamiento del hígado. Las amígdalas reflejan el estado del sistema linfático intestinal y la faringe, la mucosa de la pared intestinal. Ambas pueden irritarse como una manifestación de cólera (hígado) retenida y no expresada.
— Sudoración e incomodidad durante el sueño que hacen que el paciente se despierte sobre las dos y tres de la madrugada.

REFLEJOS EN EL SISTEMA MÚSCULO-ESQUELÉTICO. CAUSAS DE DISFUNCIÓN

— **Cualquier dolor por contractura o bloqueo vertebral al lado derecho de la zona dorsal y cervical hasta el lado derecho de la nuca.** Como en el caso de la vesícula biliar, encontraremos sensibilidad a la palpación de las vértebras 4.ª a 7.ª dorsales y rigidez de la zona con la consiguiente repercusión en la región cervical baja.
— **Un dolor muy frecuente es el que el paciente nota en la zona interescapular derecha;** el paciente siente un dolor sordo, continuo, exacerbado a veces con alguna postura, más en momentos de reposo o al final del día, y rigidez dorsal matutina. Frecuentemente, el dolor se mitiga, incluso desaparece en el momento de pleno estrés o actividad física y empeora con el reposo, sobre todo en los días de descanso. El paciente suele buscar alivio al comprimir la zona incluso hasta hacerse daño, encontrando así una mejoría momentánea, pero siempre transitoria.
Puede haber dos vertientes en esta contractura:
  • De aparición brusca o intensa: En este caso, siempre se relaciona con un conflicto de crispación o enfado, frecuentemente de tipo familiar. Es vital que el paciente sea consciente de la causa para la evolución positiva de la dorsalgia.
  • De aparición progresiva, menos aguda pero con una tendencia a cronificarse hasta el punto de que el paciente puede llegar a

manifestar dorsalgia de varios años de evolución. En este caso también pueden existir enfados acumulados, crispación constante, pero siempre en una persona perfeccionista, introvertida y tendente a no limitarse ante el estrés.

— **Tendinitis del hombro derecho.** Hay tres vías de influencia del hígado sobre el hombro derecho:

- Cualquier articulación del cuerpo es susceptible de acumular desechos tóxicos microcristalizados, generados en el hígado. Cuando el hígado produce en exceso y el riñón no funciona lo suficientemente bien para eliminarlos, éstos se pueden acumular en cualquier articulación, pero el lugar de primera elección en relación con el hígado es el hombro derecho.

- Hay una segunda vía de repercusión del hígado en el hombro derecho, ya que el hígado en disfunción provoca un aumento de tensión y acortamiento de los músculos antepulsores y rotadores internos del hombro (redondo mayor, subescapular y pectorales), lo cual produce un desequilibrio biomecánico que si se mantiene, acaba provocando tendinopatía del manguito rotador y porción larga del bíceps.

- El hígado puede repercutir sobre el hombro derecho a través de una tercera vía; provoca una rigidez de la zona dorsal media-alta que puede ser indolora, pero siempre acabará por generar una hipermovilidad e irritación de los segmentos cervicales bajos, que a su vez alteran el complejo articular del hombro.

— **Cefaleas tensionales.** Así como la vesícula puede reflejar su disfunción en la zona izquierda de la nuca, el hígado lo hace en la zona derecha. La cefalea tensional que comienza con presión en ambos lados de la nuca, por una tensión aumentada y mantenida de los músculos que se insertan es esta zona, no es más que la consecuencia de la disfunción de hígado y vesícula biliar, es decir, la cefalea tensional no es más que una forma más de reflejar tensiones psicológicas internas, por carácter y por estrés (curiosamente, un argentino me contó hace tiempo que en su país, en las zonas rurales, a los dolores de cabeza los denominaban ataques de hígado).

En general, las cefaleas son de origen hepático-biliar si se relacionan con las siguientes situaciones:

- Cefaleas por crispación y enfados.
- Cefaleas que se desencadenan por ciertos alimentos.
- Cefaleas que se desencadenan por ayuno prolongado y que desaparecen al comer.
- Cefaleas que se dan fundamentalmente los domingos o días de descanso (expresan el estrés acumulado durante la semana).

Hay alimentos que aumentan está crispación hepático-biliar. Un estudio reciente realizado por médicos y farmacéuticos durante varios años analizó a miles de pacientes con cefaleas tensionales en relación con su alimentación, comparándolos con la población sana. El resultado no dejó lugar a dudas: la relación entre alimentación y cefalea tensional era clara y se señalaron varios alimentos como generadores del dolor de cabeza: el chocolate, el café, las naranjas, la leche y el queso y, en menor medida, el picante y algunos frutos secos.

En el caso de la leche, la relación está provocada por la manifiesta intolerancia (muchas veces ignorada) a este producto de un alto porcentaje de la población. Especialmente, muchos pacientes sienten cefaleas cuando no toman su dosis de café o chocolate habitual. Efectivamente, la cefalea tensional es el síntoma principal del síndrome de abstinencia del chocolate y, sobre todo, del café; dura de doce a treinta y seis horas y lo ideal es que desaparezca sin tomar ninguna medicación, que no haría más que entorpecer el proceso de deshabituación e intoxicar más al hígado. **El paciente propenso a la cefalea tensional debería de dejar el café y el chocolate para situaciones esporádicas, y ser más estricto cuanto más estrés soporte.** En los últimos años he observado cómo hay médicos que recetan comprimidos con cafeína para tratar la cefalea tensional y algunas jaquecas, y en mi opinión, están muy desorientados. Es como si a un alcohólico le recetásemos jarabes a base de ron o de whisky porque observamos que el paciente se relaja y nota mejoría en sus síntomas del síndrome de abstinencia.

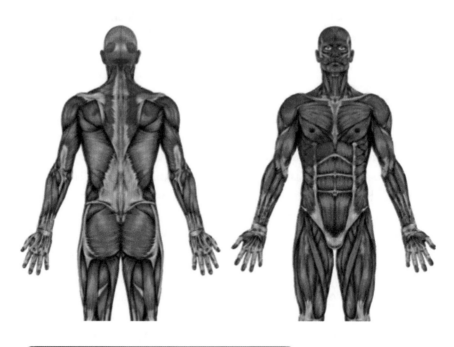

VÍDEO: www.fisioterapia-global.com/19

PREGUNTAS QUE INVITAN A LA REFLEXIÓN

Para invitar al paciente a que reflexione sobre las causas emocionales que pueden estar detrás de la disfunción de un órgano (en este caso, el hígado) y que éste a su vez provoque un dolor músculo-esquelético, podemos realizar las siguientes preguntas:

— ¿Qué te enfada, qué te crispa?
— ¿Qué no puedes perdonar, qué no puedes tolerar?
— ¿Qué o a quién no te adaptas?
— ¿Qué no aceptas de ti mismo, y qué te impide aceptar los afectos de los que te rodean?

ÓRGANOS SECUNDARIOS DEL ELEMENTO MADERA. TEJIDO CONJUNTIVO: FASCIAS, TENDONES, LIGAMENTOS, CÁPSULAS

El sistema fascial, los tendones, los ligamentos y las cápsulas son de especial interés para el fisioterapeuta y el osteópata, y éstos deberían mostrar como mínimo el mismo interés por el hígado, porque el buen o mal comportamiento de estos tejidos depende del hígado, de ahí que los individuos tensos y crispados (con el hígado en disfunción) también son individuos de estructuras musculares rígidas y tensas, en mayor o menor medida dependiendo de otros factores añadidos (sedentarismo, alimentación…). Si se quiere mejorar la elasticidad y la calidad del tejido conjuntivo, hay que mejorar la función del hígado.

Es preciso recordar que, frecuentemente, una persona de conducta flexible y tolerante se comporta así como una forma de huir de su verdadera esencia rígida, por eso, si una persona es de verdad tolerante y flexible, también lo será su tejido conjuntivo. Podemos engañar a todo el mundo incluso a nosotros mismos, pero nuestro cuerpo nunca engaña.

ALGUNAS RECETAS DE FITOTERAPIA

Las recetas que a continuación se exponen no pueden ser consideradas como un tratamiento correcto, ya que cada paciente tiene sus particularidades, pero presento algunos casos hipotéticos donde el tratamiento de fitoterapia se puede aproximar al de un caso real, aun a riesgo de perder precisión y, por tanto, eficacia.

Aconsejo al lector que consulte algunos datos sobre la preparación de la receta de plantas medicinales en las últimas páginas del libro.

No se debe olvidar que los tratamientos de plantas que se exponen son complementarios en mayor o menor grado al tratamiento de terapia manual pertinente, a determinados cambios de hábitos dietéticos especificados en la segunda parte del libro y a la valoración del componente emocional que pudiera estar presente en cada caso.

PLANTAS MEDICINALES CARACTERÍSTICAS DEL ELEMENTO MADERA (HÍGADO-VESÍCULA BILIAR)

Cardo mariano, fumaria, boldo, alcachofera, diente de león, verbena, menta, achicoria, artemisa, centaura, olivo, rábano negro, agrimonia, betónica, mejorana, romero.

RECETAS PARA PROBLEMAS MÚSCULO-ESQUELÉTICOS DERIVADOS DE LA DISFUNCIÓN DEL ELEMENTO MADERA

El dolor en la zona interescapular derecha, o cualquier dolor, contractura o bloqueo vertebral al lado derecho de la zona dorsal y cervical hasta el lado derecho de la nuca, se verá beneficiado por el siguiente tratamiento mediante tres infusiones por día:

Cardo mariano, menta, azahar, tila, valeriana, diente de león, cola de caballo. (Todas a partes iguales en cuanto a peso, menos cardo mariano, la mitad).

Extracto de rábano negro: 10 gotas en cada infusión.

Composor 3: 10 gotas en cada infusión.

Sulfur 5 CH y Chelledonium 9 CH: 3 gránulos de cada uno 3 veces al día.

Como mantenimiento después de este tratamiento se puede tomar 1 ampolla al día del oligoelemento azufre durante un mes y 2 ampollas a la semana uno o dos meses más.

Tendinopatías del hombro derecho.

Añadido al imprescindible tratamiento manual, este problema se beneficiará de la siguiente mezcla de plantas mediante 3 infusiones por día:

Cardo mariano, menta, alcachofera, diente de león, fumaria, ortiga verde, grama, cola de caballo, ulmaria, milenrama. (Todas a partes iguales en cuanto a peso, menos cardo mariano, la mitad).

Extracto de rábano negro: 10 gotas en cada infusión.

Extracto de bardana: 10 gotas en cada infusión.

Extracto de cola de caballo: 10 gotas en cada infusión.

Sulfur 5 CH y Rhus-toxicodendron 9 CH: 3 gránulos de cada uno, 3 veces al día al menos 3 semanas.

Contractura bilateral de trapecios altos.

Esta situación típica de cualquier problema cervical y cervicobraquial se beneficia de forma importante con el siguiente tratamiento:

Cardo mariano, ortiga verde, valeriana, cola de caballo, verbena. (Todas a partes iguales en cuanto a peso, menos cardo mariano, la mitad).

Extracto de fumaria: 10 gotas en cada infusión.

Composor 5: 10 gotas en cada infusión.

Composor 19: 10 gotas en cada infusión.

Mareos y vértigos.

Se benefician de forma muy importante del siguiente tratamiento:

Valeriana, cardo mariano, menta, espino blanco, cola de caballo, verbena, tila, azahar, diente de león. (Todas a partes iguales en cuanto a peso, menos cardo mariano, la mitad).

Extracto de fumaria: 10 gotas en cada infusión.

Composor 5: 10 gotas en cada infusión.

Manganeso-cobalto: 1 ampolla al día.

- Si el mareo puede estar vinculado con un disgusto previo, antiguo o reciente añadir: Ignatia 9CH: 3 gránulos, 3 veces al día, durante 9 días, e Ignatia 30CH: 3 gránulos 1 vez al día durante 1 mes.

Cefaleas tensionales.

Junto con ejercicio físico para combatir el estrés y al menos eliminando chocolate, café y embutidos, el siguiente tratamiento de plantas obtendrá óptimos resultados tomando tres infusiones por día de:

Cardo mariano, menta, valeriana, tila, cola de caballo, pasiflora, salvia. (Todas a partes iguales en cuanto a peso, menos cardo mariano, la mitad).

Extracto de rábano negro: 10 gotas en cada infusión.

Extracto de fumaria: 10 gotas en cada infusión.

Composor 5: 10 gotas en cada infusión.

Extracto de diente de león: 10 gotas en cada infusión.

- Si la cefalea cursa con dolor desde la nuca al ojo derecho, añadir: Iris Vesicolor 9CH: 3 gránulos, 3 veces al día durante 9 días, y después 3 gránulos si reaparece dicho dolor.

- Si la cefalea cursa con dolor desde la nuca al ojo izquierdo, añadir: Spigelia 9CH, 3 gránulos 3 veces al día durante 9 días, y después 3 gránulos si vuelve dicho dolor.

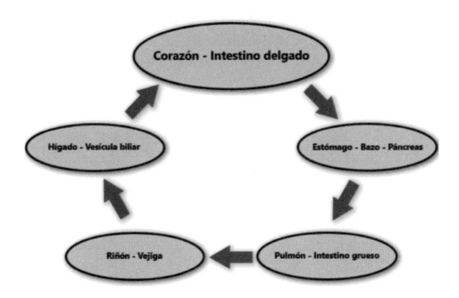

INTESTINO DELGADO-SISTEMA CARDIOCIRCULATORIO

Órganos secundarios:
Sangre-circulación, sistema nervioso, garganta, bronquios (en cuanto intercambio gaseoso con la sangre)

El intestino delgado-corazón corresponden al **elemento fuego** de la medicina china; su estación característica es el verano y es en esta época del año cuando los órganos de este elemento (sistema nervioso y sistema circulatorio) son más susceptibles de estar hiperexcitados, especialmente en jóvenes hasta los treinta y pocos años. Es la época del año y de la vida en la que el ímpetu del elemento madera (el elemento previo) se transforma en creatividad, en fogosidad, proyectos y en alegría…

EMOCIÓN BÁSICA PROPIA DE ESTE ELEMENTO

La **alegría**, la **actividad mental** y de todo el sistema nervioso y el **altruismo** son características del elemento fuego y parecen encajar perfectamente en el significado que tiene para casi todo el mundo el verano. Las personas propias de este elemento son nerviosas (que no es lo mismo que estar nervioso, ya que esto supondría una disfunción, un síntoma), muy activos mentalmente, con cierto espíritu altruista, en ocasiones artístico y con cierta labilidad emocional (pasan fácilmente de la pasión y la exaltación al desánimo y al desasosiego), suelen ser personas de aspecto delgado, a veces enjutos, con cara muy angulosa y más estrecha que el individuo hepático-biliar.

EMOCIÓN PATOLÓGICA

La alegría, si se hace excesiva y continua, también debilita nuestro organismo, ya que supone un estado de simpaticotonía (estado del sistema nervioso autónomo que activa los mecanismos de alerta) que afecta al intestino delgado y al corazón igual que la actividad cerebral excesiva acaba derivando en **ansiedad.** Otra emoción similar a la ansiedad es la **preocupación** (pre-ocupación), es decir, estar nervioso por algo que puede pasar en el futuro.

Por otro lado, el altruismo puede transformarse en **narcisismo** si lo que hacemos por y para los demás lo hacemos buscando un reconocimiento, dar una imagen positiva de nosotros mismos para buscar el afecto y el cariño de los que nos rodean; la persona narcisista se vuelve esclava de esa imagen y se siente incapaz de decir «no» a las demandas de los demás, incapaz de mostrar el lado menos agradable que también tiene; entonces se genera una ansiedad que acaba repercutiendo en el elemento siguiente, el metal, generando espasmos de colon y provocando diarreas alternadas con estreñimiento, es decir, colon irritable (*véase* elemento metal).

EMOCIÓN CURATIVA

La creatividad y el amor sincero e incondicional.

INTESTINO DELGADO

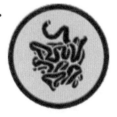

SIGNOS Y SÍNTOMAS

— Cualquier alteración del proceso digestivo, como gases, digestiones lentas, estreñimiento, diarreas.
— Sueño excesivo después de comer.

— Irritaciones de la lengua y la boca.

— Zona posterior de la lengua pastosa con capa amarillenta

— Bruxismo

— Sensación desproporcionada de opresión por la ropa ajustada o por el cinturón.

REFLEJOS EN EL SISTEMA MÚSCULO–ESQUELÉTICO. CAUSAS DE DISFUNCIÓN

— El intestino delgado alterado (casi toda la población en la sociedad occidental lo padece en algún grado) **tiende a generar lumbalgias por bloqueos de la 4.ª** vértebra lumbar con dolor hacia el lado derecho.

Son típicas lumbalgias que se desencadenan durmiendo o después de un largo rato sentado, o en el momento de una flexión de tronco incluso con un mínimo peso, y al incorporarse, la 4.ª vértebra lumbar no puede recuperar la posición quedándose atascada. Si esta lumbalgia se recupera mal, a base de antiinflamatorios, la sintomatología cede, pero la lesión y sus causas no. La vértebra quedará crónicamente bloqueada, generando al cabo del tiempo ciática por hernia discal L4-L5 en el lado derecho.

El intestino delgado también provoca un aumento de la tensión de los músculos de la cadera y de la pierna derecha, que será responsable de los siguientes problemas:

— **Artritis por impactación o cadera penetrante del lado derecho.** El aumento de la tensión de la musculatura de la cadera hace que el fémur esté excesivamente compactado, generando una articulación anquilosada. Al cabo del tiempo aumentará el desgaste de la articulación de la cadera generando una artrosis precoz.

— **Síndrome piramidal derecho.** Consiste en una contractura permanente del músculo piramidal situado en la profundidad del glúteo que provoca dolor similar al de una ciática.

— **Condromalacia rotuliana derecha.** Consiste en un aumento de la presión y roce de la rótula de la rodilla.

— **Contractura en isquiotibiales externos de la pierna derecha.** Se presenta en deportistas de fondo y medio fondo por aumento del trabajo de este músculo. También podrá provocar en deportes más explosivos lesiones de fibras en estos músculos.

—**Aumento de la presión y a largo plazo artrosis en el compartimiento interno de la rodilla derecha** por aumento del arqueamiento de la rodilla.

—Las personas de intestino débil que suelen ser tendentes a estar permanentemente preocupadas «dándole vueltas a la cabeza» tienden a apretar la mandíbula por la noche **(bruxismo)** y terminan desgastando piezas dentales y generando **problemas de la articulación de la mandíbula.**

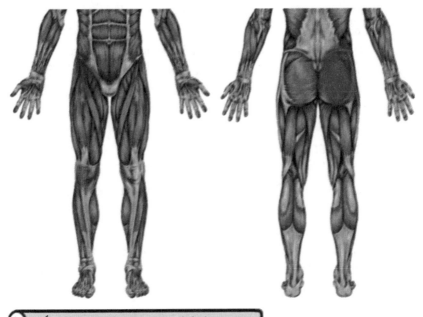

► VÍDEO: www.fisioterapia-global.com/20

Una curiosidad: las abuelas decían antiguamente que «si comías muchos dulces acabarías con lombrices» (parásitos intestinales) y no les faltaba razón; lo que no tengo comprobado es si esta circunstancia se asocia al rechinar de los dientes por la noche, como también se aseguraba.

Todos estos problemas están claramente vinculados al intestino delgado, y éste a su vez se perjudica por alimentos como azúcares, harinas refinadas y alimentos mal tolerados.

Pero, por otro lado, el intestino delgado paga el precio de una disfunción del elemento previo al fuego, la madera (hígado y vesícula biliar) y en este sentido hay que destacar la importancia que tiene el estrés (en tanto en cuanto agrede al hígado, afecta enseguida al intestino delgado).

TRATAMIENTO DE LA REPERCUSIÓN DEL INTESTINO DELGADO SOBRE LA COLUMNA LUMBAR Y PIERNA DERECHA: LIMPIEZA INTESTINAL

Haciendo una excepción, describiré a continuación un tratamiento del intestino delgado que se puede aplicar de forma sistemática en todos estos problemas que tienen su origen en una alteración del intestino delgado.

Hoy en día es una de las somatizaciones más frecuentes entre los pacientes que acuden a mi consulta, y detallaré uno de los tratamientos más eficaces que encontraremos, especialmente en los problemas lumbares descritos.

TRATAMIENTO CON PLANTAS MEDICINALES

Es difícil dar una receta para este tratamiento, ya que cada paciente tiene sus propias peculiaridades, pero en general no debe faltar el tomillo, el orégano, el romero y la cola de caballo.

Luego, dependiendo de cada paciente, de si tiene añadidos problemas hepáticos, problemas renales o de sobrepeso, se individualizará la receta de plantas medicinales.

TRATAMIENTO DIETÉTICO

Tiene dos fases:

1. Un tratamiento dietético estricto que dura aproximadamente quince días en el que el paciente debe de evitar todo lo posible la ingestión de los siguientes alimentos: proteína animal (carne, pescado, huevo, lácteos) dulces, incluyendo todo tipo de bebidas dulces, de zumos preparados, bollerías, galletas de todas clases, el propio azúcar blanco. Sí están permitidos los alimentos naturales que sean dulces, como fruta, frutas secas, incluso algo de miel si

es de buena calidad. Evitar en todo lo posible las harinas refinadas que están presentes en todo tipo de bollerías, la pasta y, en cuanto al pan, soy más estricto en el caso del grupo sanguíneo 0.

Esta dieta desequilibrada, pero conveniente para el intestino de nuestro paciente, en realidad supone poco tiempo como para notar mejoría rápida. Hay un remedio añadido imprescindible para que consigamos resultados más rápidos y en muchas ocasiones espectaculares. **Se trata de tomar un zumo de patata cruda hecho con licuadora, más o menos 400 o 500 gramos de patata, durante nueve días consecutivos y preferentemente en ayunas.** Debemos avisar al paciente que durante esos días puede tener más gases y que a partir del tercer o cuarto día a algunas personas les puede provocar algo de diarrea, nada incómoda ni que genere malestar, y en cualquier caso, esta suave diarrea es un síntoma muy positivo. Por el contrario, si el paciente notase estreñimiento es conveniente suspender la ingesta del zumo de patata y continuar el resto del tratamiento.

2. La segunda fase del tratamiento durará unos quince o veinte días y consiste en la misma dieta de los primeros quince días incorporando algunos alimentos que dependerán del grupo sanguíneo del paciente; por ejemplo, al grupo sanguíneo 0 le incorporo pescado y carne roja (que no sea de cerdo) mientras que el grupo sanguíneo A debe de evitar la carne roja de forma indefinida y le incorporo solamente carne blanca además de pescado y huevos.

A largo plazo, el paciente debe reducir el consumo de azúcares, bollerías y en general comida basura.

Esto, que parece muy difícil de inculcar, se consigue frecuentemente en estos pacientes, ya que cuidando la dieta han notado una gran mejoría en muy pocos días; en este caso, un dolor lumbar o ciático con irradiación a la derecha que era rebelde a otros tratamientos; y además, suelen percibir una gran mejoría en otros síntomas sobre los que no habían consultado (cefaleas, acidez, gases, cansancio...).

Podría contar más de un centenar de lumbalgias cuyo causante era el intestino delgado, pero expondré brevemente un caso que cuando acudió a mi consulta me pareció de difícil solución y a punto estuve de arrojar la toalla antes de empezar.

Juan tenía en ese momento cincuenta y dos años, ganadero de profesión, y acaba de salir del hospital tras cuarenta y cinco días ingresado aquejado de dolor lumbar, con una claudicación neurológica de ambas piernas, cuando apenas recorría andando poco más de cincuenta metros. En el escáner presentaba un acusado estrechamiento del canal lumbar, con degeneración de todos los discos lumbares y varias protrusiones en los últimos discos.

El reposo y tratamiento con cortisona apenas habían surtido efecto y la cirugía se había desaconsejado por la incertidumbre del resultado.

El tratamiento con terapia manual era de gran dificultad por el extremo espasmo de toda la musculatura lumbar y dorsal baja.

En aquellos años, se me ocurrió intentar hacer una limpieza intestinal con el protocolo antes descrito, ya que el paciente, no siendo obeso, tenía una dilatada barriga. La dieta le supuso una total variación respecto a lo que él comía y el zumo de patata lo tomó durante veinte días seguidos, pero la mejoría fue espectacular, en cuanto al dolor, la claudicación en la marcha y en la relajación de la musculatura lumbar.

Me consta que el paciente sigue trabajando en su granja, cogiendo peso y mantiene la pérdida de perímetro abdominal con hábitos dietéticos más saludables.

PREGUNTAS QUE INVITAN A LA REFLEXIÓN

Para invitar al paciente a que reflexione sobre las causas emocionales que pueden estar detrás de la disfunción de un órgano (en este caso, el intestino delgado) y que éste a su vez provoque un dolor músculo-esquelético, podemos realizar las siguientes preguntas:

— ¿Qué situación te cuesta asimilar?
— ¿Qué te preocupa y te genera ansiedad?
— ¿Vives más para los demás que para ti?
— ¿Te preocupa demasiado la opinión de los demás sobre ti?
— ¿Qué te hace sentir humillado?

SISTEMA CARDIOCIRCULATORIO

SIGNOS Y SÍNTOMAS

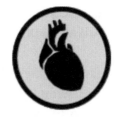

Por todos es sabido que cuando el corazón refleja un dolor hacia el brazo izquierdo por la parte interna hasta el codo (además de pecho, garganta, mandíbula…) se trata ya de un problema grave o mortal (infarto de miocardio). Pero he de destacar que he tenido varios casos donde una cardiopatía isquémica incluso grave (pero no aguda) se reflejaba de forma pertinaz únicamente en la zona izquierda de la 2.ª y 3.ª vértebras dorsales y que en ocasiones acaba por irradiarse a la zona citada del brazo izquierdo.

Éste es el caso de Arturo, un hombre de sesenta y tres años que acudía porque tenía un dolor rebelde al tratamiento médico desde hacía dos meses. Al paciente le dolía la zona cervicodorsal izquierda a la altura de T-2 y con una disminución de la movilidad de la zona cervical, sobre todo la rotación izquierda, diagnosticada por su médico de contractura cervicodorsal. Tomó durante un mes antiinflamatorios no esteroideos y relajantes, que apenas consiguieron mitigar los síntomas, por lo que se le recomendó una radiografía, y al diagnóstico anterior se le añadió el de cervicodorsalgia por artrosis (por lo que se le pautó el mismo tratamiento). El problema de este tipo de diagnóstico es que sólo describe lo que se ve, pero no va más allá a interpretar por qué esa artrosis no le dolía hace tres meses y por qué en personas con mucha más artrosis no les duele necesariamente. Con la palpación se percibe una rigidez y contractura generalizada, pero, sobre todo, una sensibilidad de T2-T3. El paciente refiere que se le ha exacerbado el dolor con el frío y con esfuerzos aeróbicos, es decir, no le duele hacer un esfuerzo con el brazo o la espalda, pero sí, al subir una cuesta; si sabemos que el nivel T2-T3 refleja el plexo cardíaco la hipótesis de un problema cardíaco es en estos momentos muy clara (y a esta edad posiblemente un problema cardíaco grave). Gracias a que un cardiólogo le ve con celeridad, el paciente es operado tres días después de dos coronarias obstruidas al 90 %.

REFLEJOS EN EL SISTEMA MÚSCULO–ESQUELÉTICO. CAUSAS DE DISFUNCIÓN

Más frecuente es que esta **zona cervicodorsal izquierda duela con irradiación hacia adelante por la segunda y tercera costillas, debido simplemente a palpitaciones** de origen psicosomático que en gente joven no son más que una forma de expresar ansiedad.

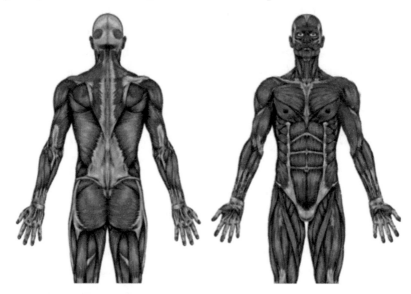

▶ VÍDEO: www.fisioterapia-global.com/21

PREGUNTAS QUE INVITAN A LA REFLEXIÓN

Para invitar al paciente a que reflexione sobre las causas emocionales que pueden estar detrás de la disfunción de un órgano (en este caso, el corazón) y que éste a su vez provoque un dolor músculo-esquelético, podemos realizar las siguientes preguntas:

— ¿Tienes miedo a perder el amor de los demás, a no ser querido, y por eso sientes la necesidad de intentar agradarles?
— ¿Tienes dificultad para sentir el amor de los demás?
— ¿Qué conflicto te genera emociones negativas que no te dejan sentir el amor y cariño de los demás?

ÓRGANOS SECUNDARIOS DEL ELEMENTO FUEGO

BRONQUIOS

El asma y la bronquitis crónica no somatizan como tal en el sistema músculo-esquelético, pero mediante la tos y las dificultades respiratorias acaban repercutiendo en la alteración de la distribución de las curvaturas raquídeas. Desborda la intención de este libro el hablar de la bronquitis, pero quisiera comentar brevemente que sobre todo si es repetitiva en los niños, suele deberse a un exceso de mucosidad provocada por alergia o intolerancia a la leche animal.

El tratamiento con cortisona, muy eficaz a corto plazo, es sin duda responsable de que el problema se acabe convirtiendo en crónico (bronquitis crónica y asma) y que derive en otros síntomas como piel atópica.

GARGANTA

Las infecciones de la faringe (depende del intestino delgado), cuando son repetitivas y cronificadas, suelen expresar la dificultad de la persona en exteriorizar una crispación, una sensación de enfado que le cuesta verbalizar, por lo tanto, es una disfunción con origen en el hígado y repercusión en intestino delgado-garganta.

SISTEMA NERVIOSO

No se somatiza en un sitio especial, pero intervienen todas las somatizaciones, por lo que podríamos decir que los problemas con origen en el elemento madera y síntomas de fuego (y, por tanto, sistema nervioso) son los que somatizan en el sistema músculo-esquelético más fácilmente. Debemos aclarar que las disfunciones sobre el sistema nervioso que produce el elemento madera (por ejemplo, por el estrés), consisten básicamente en el estímulo del sistema nervioso simpático, con todas las implicaciones digestivas, musculares, respiratorias, visuales, etc.

ALGUNAS RECETAS DE FITOTERAPIA

Las recetas que a continuación se exponen no pueden ser consideradas como un tratamiento correcto, ya que cada paciente tiene sus particularidades, pero presento algunos casos hipotéticos donde el tratamiento de fitoterapia se puede aproximar al de un caso real, aun a riesgo de perder precisión y, por tanto, eficacia.

No se debe olvidar que los tratamientos de plantas que se exponen son complementarios en mayor o menor grado al tratamiento de terapia manual pertinente, a determinados cambios de hábitos dietéticos especificados en la segunda parte del libro y a la valoración del componente emocional que pudiera estar presente en cada caso.

Aconsejo al lector que consulte algunos datos sobre la preparación de la receta de plantas medicinales en las últimas páginas del libro.

PLANTAS MEDICINALES CARACTERÍSTICAS DEL ELEMENTO FUEGO (SISTEMA CARDIOCIRCULATORIO-INTESTINO DELGADO)

Valeriana, tila, melisa, azahar, pasiflora, avena, amapola, zaragatona, espino blanco, ginko biloba, ortiga verde, salvia, castaño de Indias, vincapervinca, erísimo, bardana, fucus, hipérico, propóleo, liquen de Islandia, regaliz.

RECETAS PARA PROBLEMAS MÚSCULO-ESQUELÉTICOS DERIVADOS DE LA DISFUNCIÓN DEL ELEMENTO FUEGO

Problemas cervicales que van acompañados de altos niveles de ansiedad se beneficiarán de 3 infusiones por día de la siguiente mezcla de plantas:

Cardo mariano, tila, menta, azahar, valeriana, cola de caballo, salvia, ortiga verde (todos al mismo peso, salvo cardo mariano, a la mitad).

Composor 5: 10 gotas en cada infusión.

Complejo vitamínico del grupo B: 1 cápsula al día.

- Si hubiera mareos, añadir: Extractos de fumaria y de valeriana: 10 gotas de cada una a cada infusión.

- Si hubiese insomnio, añadir: Extracto de amapola: 10 o 15 o 20 gotas al acostarse.
- Si hay bruxismo, añadir a la infusión tomillo y manzanilla amarga.

Problemas cervicales (en ocasiones reflejados en el codo-epicondilitis) en relación con faringitis repetitivas:

Tres infusiones al día de la siguiente mezcla: agrimonia, erísimo, salvia, potentilla, diente de león. (a partes iguales, en cuento a peso).

Extracto de propóleo: 10 gotas a cada infusión.

Cervicodorsalgias izquierdas, con bloqueos de 1ª y/o 2ª y/o 3ª costillas asociadas a palpitaciones por ansiedad.

3 infusiones al día de la siguiente mezcla:

Espino blanco, azahar, tila, valeriana, diente de león (a partes iguales, en cuanto a peso).

Extracto de fumaria: 10 gotas a cada infusión.

Composor 9: 10 gotas a cada infusión.

Hay que recordar que para todas las somatizaciones del intestino delgado en la zona lumbar derecha, cadera derecha, rodilla derecha, etc., su tratamiento está pormenorizado en el apartado de limpieza intestinal detallado anteriormente.

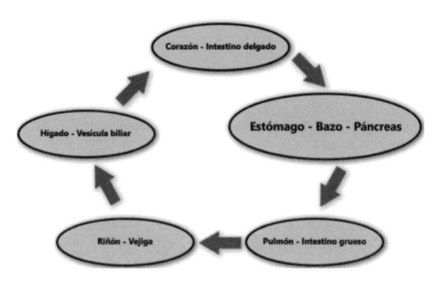

ESTÓMAGO-BAZO-PÁNCREAS

Órganos secundarios:
Boca o lengua (sentido del gusto) y sistema linfático

Estómago y bazo-páncreas (en medicina china bazo y páncreas emocionalmente representan lo mismo) pertenecen al **elemento tierra** y su época del año correspondiente es el estío (transición del final del verano al principio del otoño). Aunque en realidad son los órganos a cuidar en cualquier transición de estaciones, ya que son los órganos de la adaptación y de amortiguación ante cualquier cambio.

La época de vida característica del elemento tierra es la transición entre la alegre y creativa juventud (elemento fuego) y la edad madura (elemento metal), pero nuevamente hay que puntualizar que son órganos que trabajan ante cualquier momento de transición.

EMOCIÓN BÁSICA PROPIA DE ESTE ELEMENTO

El sentido de la **justicia, la ecuanimidad, la simpatía y la dulzura** son las emociones propias del estómago y bazo-páncreas.

EMOCIÓN PATOLÓGICA

La búsqueda de la ecuanimidad y del equilibrio perfecto pueden conducir a la emoción patológica que daña a estómago y bazo-páncreas; es la **duda** (siempre se duda entre una cosa u otra), y a su vez, si esta duda se perpetúa llega a la **obsesión.**

También es perjudicial para este elemento llevar una vida demasiado ordenada, encorsetada, demasiado **intervenida por la razón** (es el peligro de buscar demasiado el equilibrio, perdiendo espontaneidad).

EMOCIÓN CURATIVA

La emoción que beneficia a estómago y bazo-páncreas es el sentido de la **justicia,** de la toma de decisiones justas, es decir, salirse de la duda y de la obsesión, no intentar mantener el equilibrio perfecto, que casi siempre es utópico, ser menos diplomático y decidirse por la opción que salga del corazón aunque a corto plazo resulte menos agradable, conveniente o simpático; en definitiva, una relación con el entorno más espontánea y menos interesada.

BAZO-PÁNCREAS

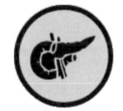

SIGNOS Y SÍNTOMAS

— La disfunción de bazo-páncreas provoca una disminución del sistema inmunitario (por afectación del bazo), por ejemplo: facilitando infecciones por herpes labial.
— Evidentemente, la inestabilidad de los niveles de glucosa en sangre indica mal funcionamiento del páncreas que, además de producirse por una dieta rica en hidratos de carbono de absorción rápida (azúcares, harinas…), también se da como consecuencia del estrés. Mucho antes de que esta diabetes tipo 2 se manifieste en una analítica, el paciente puede notar sensación de decaimiento, somnolencia de forma brusca (sobre todo hacia media mañana o a media tarde) y con sensación de hambre, sobre todo de dulces, de café…

— Cualquier infección por hongos, más aún si es en la boca, indica una disfunción de este elemento.

REFLEJOS EN EL SISTEMA MÚSCULO–ESQUELÉTICO. CAUSAS DE DISFUNCIÓN

— **Sensibilidad dolorosa a la palpación y facilitación de bloqueos vertebrales de la 7.ª y 8.ª** dorsales con irradiación dolorosa al lado izquierdo. Suele ser un dolor constante, profundo, de intensidad moderada que se hace difícilmente soportable en las posturas mantenidas (por ejemplo: el ordenador), sobre todo en las últimas horas del día.

Este reflejo no es frecuente, pero cuando se da, casi seguro que el paciente está padeciendo un problema que le obsesiona o que le mantiene en una duda constante de la que no es capaz de salir. Es frecuente que se dé en mujeres que mantienen la duda silenciosa ante la posibilidad de divorciarse y se debaten entre lo que el corazón les pide y lo que les conviene en el plano familiar o socio-económico. Si esta duda persiste, genera una obsesión que se manifiesta con dolor en los sitios antes especificados.

Recuerdo el caso de una chica joven, de treinta años, que acudió a mi consulta porque llevaba seis meses con dolor sordo y profundo en los niveles de la 7.ª y 8.ª vértebras dorsales a la izquierda, sobre todo a partir de media tarde, que le obligaba a tumbarse. Era un dolor rebelde a cualquier tipo de analgésico y para el que las revisiones médicas no encontraban ningún tipo de justificación. Durante la exploración, le pregunté directamente si tenía algún problema que la obsesionara, «¡Obsesionarme es poco!» me respondió. Se levantaba con el mismo e insistente pensamiento con el que se acostaba: su hermana y los hijos de ésta sufrían malos tratos paternos, en algunos casos graves. El asunto estaba en trámites judiciales, si bien ella no podía dejar de pensar en la situación de su hermana y sobrinos.

Al día siguiente me llamó sorprendida, era el primer día en los últimos seis meses que no le había dolido a pesar de haber trabajado. Esto es un claro ejemplo de cómo una situación emocional que repercute sobre la esfera física puede dejar de hacerlo cuando la persona descubre el vínculo entre su dolor y su conflicto emocional.

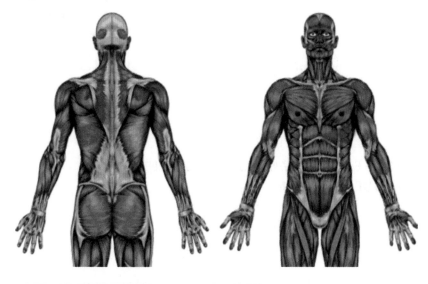

▶ VÍDEO: www.fisioterapia-global.com/22

PREGUNTAS QUE INVITAN A LA REFLEXIÓN

Para invitar al paciente a que reflexione sobre las causas emocionales que pueden estar detrás de la disfunción de un órgano (en este caso, bazo-páncreas) y que éste a su vez provoque un dolor músculo-esquelético, podemos realizar las siguientes preguntas:

— ¿Tienes alguna obsesión en el ámbito familiar?
— ¿Llevas una vida demasiado razonable que te dificulta sentir la alegría de vivir?
— ¿Le falta alegría a tu vida por amarguras o por miedo a fallar o equivocarte?

ESTÓMAGO

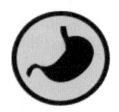

SIGNOS Y SÍNTOMAS

Los síntomas frecuentes que hacen que nos fijemos en el estómago son la acidez o ardor que, si coexiste con una hernia de hiato, afectarán también al esófago incluyendo garganta y bronquios (crisis asmáticas por los vapores del ácido clorhídrico).

REFLEJOS EN EL SISTEMA MÚSCULO-ESQUELÉTICO. CAUSAS DE DISFUNCIÓN

La relación del estómago con el sistema músculo-esquelético es muy frecuente y puede reflejar dos situaciones:

1. Ardor de estómago que se debe a que éste está actuando como amortiguador del hígado. Es decir, una disfunción del hígado, por el tipo de alimentación o simplemente por estrés, mostrando sus primeros síntomas en forma de ardor de estómago.
2. También es frecuente que el sistema nervioso del estómago se altere (y a veces no manifiesta síntomas en el propio estómago) debido a un proceso obsesivo en el ámbito social, económico, frecuentemente en relación con el trabajo (por ejemplo, falta de desconexión del trabajo, obsesión por algo relacionado con lo laboral, mientras que el bazo-páncreas se afecta más por la esfera emocional familiar).

En ambos casos pueden aparecer los siguientes procesos:

— **Dolor a nivel de la 6.ª vértebra dorsal.**
— **Contractura en la zona interescapular izquierda que se expande hasta el nivel cervical bajo,** provocando tortícolis con dificultad para girar el cuello hacia la izquierda.
— **Bloqueo de la primera costilla izquierda**, que puede provocar en el brazo izquierdo síntomas neurológicos y vasculares de diferentes grados como dolor, cosquilleo y sensación de acorchamiento en la mano.

— **Contractura en el trapecio superior izquierdo.**

— **Tendinitis del hombro izquierdo,** si van acompañadas de dolor en el omóplato y zona interescapular izquierda, trapecio izquierdo, primera costilla…, sin duda estamos ante un problema de estómago que puede cursar con acidez (si cursa con ésta, hay que valorar el componente nutricional junto con el estrés cotidiano) o incluso sin acidez, por lo que debiéramos pensar en una circunstancia de falta de desconexión respecto a una situación sociolaboral y económica (obsesión con el trabajo…).

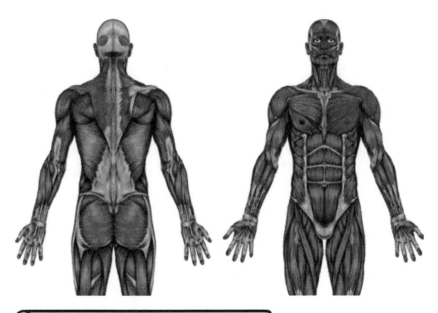

▶ VÍDEO: www.fisioterapia-global.com/23

Éste es el caso de un joven paciente con dolor cervical y hombro izquierdo, contractura dorsal izquierda… Lleva varios meses en rehabilitación con tratamientos miorrelajantes, antiinflamatorios y, recientemente, inyecciones de cortisona, pero la sintomatología cede escasamente y sólo por un tiempo. En el interrogatorio reconoce su carácter obsesivo, pero sobre todo últimamente está creando una empresa, un proyecto ilusionante que no se le quita de la cabeza ni un minuto, incluso se despierta de madrugada para apuntar nuevas ideas. Cuando el paciente hace un esfuerzo por desconectar y junto con un trata-

miento de fitoterapia para el estómago y el sistema nervioso, el resultado es sorprendentemente rápido.

Hay que destacar nuevamente cómo el tratamiento médico que recibía estaba colaborando en la cronificación del problema por ser agresivo para el hígado, el estómago y el sistema nervioso en general. Para el éxito de un tratamiento es básico descubrir por qué se produce la inflamación, el bloqueo, la contractura, etc., y no enfocarlo únicamente a reprimir los síntomas.

En el caso de los diferentes dolores citados en relación con la disfunción de estómago que cursa con acidez, quiero remarcar que frecuentemente no está presente el factor emocional, y que el componente dietético cobra importancia. El tipo de alimentación que practica parte de la población es muy agresiva para el hígado y estómago, sobre todo por consumo cotidiano de naranjas, fritos, embutidos, picante y, sobre todo, el café.

Tanto es así que gran número de estos problemas cervicales y dorsales izquierdos reflejos de la alteración de estómago se solucionan en pocos días eliminando el café, de forma más rápida y exitosa cuanto más síndrome de abstinencia se provoca al eliminarlo (cefalea, cansancio, irritabilidad… conforman un síndrome de abstinencia que no es más que una crisis de salud transitoria, una crisis curativa).

PREGUNTAS QUE INVITAN A LA REFLEXIÓN

Para invitar al paciente a que reflexione sobre las causas emocionales que pueden estar detrás de la disfunción de un órgano (en este caso, el estómago) y que éste a su vez provoque un dolor músculo-esquelético, podemos realizar las siguientes preguntas:

— ¿Desconectas del ámbito laboral?
— ¿Te obsesiona el trabajo, el estudio, un proyecto…?
— ¿Te sientes esclavo en tus relaciones sociales?

ALGUNAS RECETAS DE FITOTERAPIA

Las recetas que a continuación se exponen no pueden ser consideradas como un tratamiento correcto, ya que cada paciente tiene sus particularidades, pero presento algunos casos hipotéticos donde el tratamiento de fitoterapia se puede aproximar al de un caso real, aun a riesgo de perder precisión y, por tanto, eficacia.

No se debe olvidar que los tratamientos de plantas que se exponen son complementarios en mayor o menor grado al tratamiento de terapia manual pertinente, a determinados cambios de hábitos dietéticos y a la valoración del componente emocional que pudiera estar presente en cada caso.

Aconsejo al lector que consulte algunos datos sobre la preparación de la receta de plantas medicinales en las últimas páginas del libro.

PLANTAS MEDICINALES CARACTERÍSTICAS DEL ELEMENTO TIERRA (ESTÓMAGO-BAZO-PÁNCREAS)

Diente de león, eleuterococo, tomillo, malvavisco, nogal, centaura, manzanilla, hinojo, equinácea, bolsa de pastor, agrimonia.

RECETAS PARA PROBLEMAS MÚSCULO-ESQUELÉTICOS DERIVADOS DE LA DISFUNCIÓN DEL ELEMENTO TIERRA

Todos los procesos dolorosos del sistema músculo-esquelético a los que hago referencia en el apartado del estómago –tales como, tendinitis de hombro izquierdo, cervicalgia baja izquierda, dorsalgia interescapular izquierda–, se beneficiarán de la siguiente receta de plantas, añadiendo tratamiento dietético (quitar naranjas, mandarinas, café, picantes, ajo, fritos, chocolate, embutido, lácteos) y valorando el componente emocional.

Tomar 3 infusiones por día de la siguiente mezcla de plantas: melisa, menta, azahar, cardo mariano, diente de león, manzanilla, regaliz (regaliz, y cardo mariano la mitad de peso que el resto y el regaliz se evita si hay hipertensión).

- Si no hay acidez, añadir: Composor 18: 10 gotas a cada infusión.
- Si hubiese acidez, añadir: Carbón Plus: 3 cápsulas al día.

Si el paciente toma protectores de estómago no habrá sintomatología en el propio estómago, pero recuerda «Dolor reprimido, dolor diferido».

Si el paciente accede a hacer la prueba de retirar el protector de estómago, deberá realizarlo de forma progresiva, y simultáneamente al tratamiento de plantas pautado, añadiéndole 1 o 2 cápsulas de Carbón Plus si apareciese acidez.

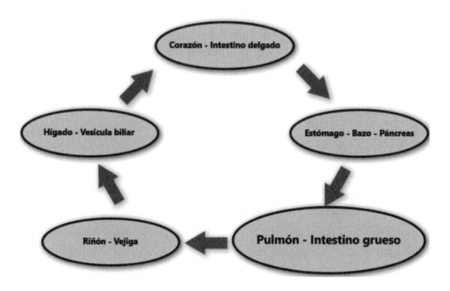

PULMÓN-INTESTINO GRUESO

Órganos secundarios:
Nariz (sentido del olfato), tejido conjuntivo en cuanto a su estructura, piel y pelo

Pulmón e intestino grueso pertenecen al elemento metal, y su época del año predominante es el otoño y corresponde con la época de la vida marcada por la madurez (más o menos de los 45 a los 65 años). La alegría de la juventud ha pasado, pero todavía no es la etapa final de la vejez.

EMOCIÓN BÁSICA PROPIA DE ESTE ELEMENTO

La emoción propia del intestino grueso y pulmón es el **apego** a lo material y a las vivencias pasadas, a los seres queridos perdidos. Esta emoción no es predominante en esta sociedad del cambio inmediato, en la que todo es efímero y donde los cambios tecnológicos y científicos imponen su ritmo acelerado de vida. Se nos ha impuesto la rápida superación del dolor frente a la pérdida de un ser querido.

Contrasta esta nueva actitud social ante la muerte con la que era normal hasta hace pocas décadas, cuando las mujeres vestían de negro riguroso tras el fallecimiento de un familiar (luto que iban aliviando con los años pasando por el gris y el morado) y los hombres señalaban el duelo con un botón negro o una cinta cosida en la solapa (curiosamente, hoy en día, ante la pérdida de un ser querido nos recomiendan que hay que superarlo rápidamente, pasar página y mirar al futuro).

EMOCIÓN PATOLÓGICA

El apego al pasado y a lo que nos vincula con él, se transforma fácilmente en **melancolía y en tristeza,** convirtiendo el intestino grueso y el pulmón en puntos débiles del organismo y provocando rápidamente síntomas en el elemento siguiente; riñón y vejiga (miedo, falta de confianza y de autoestima). Normalmente, vemos cómo en las sociedades antiguas a la población se la dominaba fácilmente con el miedo a los dioses, a la naturaleza, a lo desconocido...

EMOCIÓN CURATIVA

El sentimiento que libera al intestino grueso y pulmón de sus tensiones es el **desapego,** la capacidad de desligarse del pasado, sus ataduras, aprender a ver el futuro con **optimismo y alegría.**

INTESTINO GRUESO

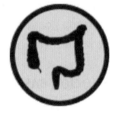

SIGNOS Y SÍNTOMAS

El problema fundamental del intestino grueso que afecta y somatiza en el sistema músculo-esquelético, es el colon irritable (alternancia de diarreas y estreñimiento de origen nervioso y palpación dolorosa de la fosa ilíaca izquierda).

Es el primer motivo de consulta en la especialidad médica del aparato digestivo y es un claro ejemplo de desequilibrio funcional en el que todas las exploraciones médicas son negativas y el tratamiento convencional es infructuoso.

REFLEJOS EN EL SISTEMA MÚSCULO-ESQUELÉTICO. CAUSAS DE DISFUNCIÓN

Como he comentado en el apartado del elemento fuego, el colon irritable desde el punto de vista de la naturopatía se produce por dos posibles situaciones:

— Como una evolución negativa del individuo, sobre todo sanguíneo y linfático, que acentúa su carácter melancólico y se deja llevar excesivamente por los apegos y la melancolía. En esta coyuntura cualquier situación nerviosa se canaliza a través del intestino grueso provocando espasmos con diarreas. Hoy en día, en esta sociedad moderna, este mecanismo es menos frecuente y su repercusión en el sistema músculo-esquelético es insignificante.

— Los espasmos del colon descendente se producen como una consecuencia del sistema nervioso (*véase* el elemento fuego) por incapacidad para decir «NO» a los demás, y mostrar nuestro lado menos amable (narcisismo). En esta coyuntura, cualquier alteración nerviosa tiene efecto sobre el intestino grueso provocando estreñimiento por espasmo, alternado con diarreas en momentos puntuales (sobre todo cuando hay ansiedad anticipatoria, por ejemplo, antes de un examen, antes de coger un avión, incluso en cualquier situación de tensión de la vida cotidiana).

Este segundo mecanismo que provoca colon irritable sí somatiza frecuentemente en el sistema músculo-esquelético:

— **El colon irritable** es una somatización en el colon descendente por alteración nerviosa que se da con frecuencia y que muchas veces no está diagnosticado, sobre todo cuando es leve, porque el paciente no lo vive como algo patológico, sino como una característica propia de su organismo (en parte tiene razón). Pero aunque el problema no sea muy llamativo, se traslada rápidamente al sistema músculo-esquelético provocando una rigidez característica del lado izquierdo de la pelvis que tiene como consecuencia **ciáticas hacia la pierna izquierda por deterioro del último disco lumbar.**

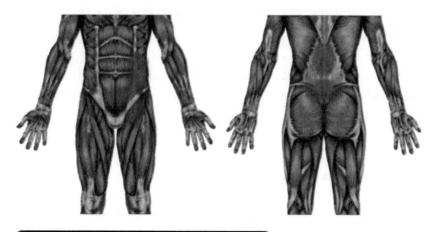

VÍDEO: www.fisioterapia-global.com/24

La fitoterapia espasmolítica y reguladora del sistema nervioso simpático suele dar buen resultado junto con tratamiento físico, además de que el paciente tome conciencia del componente emocional implicado en esta disfunción (tome conciencia de su narcisismo emocional que le dificulta el decir «NO» a las demandas de los demás). Conviene recordar que también puede haber factores puramente digestivos, como intolerancias alimentarias que pueden potenciar la intensidad del problema.

PREGUNTAS QUE INVITAN A LA REFLEXIÓN

Para invitar al paciente a que reflexione sobre las causas emocionales que pueden estar detrás de la disfunción de un órgano (en este caso, el intestino grueso) y que éste a su vez provoque un dolor músculo-esquelético, podemos realizar las siguientes preguntas:

—¿Tienes miedo a perder o dejar escapar cosas materiales?
— ¿Sientes inseguridad en cuanto a tu entorno material?
— ¿A qué te aferras?
— Y, sobre todo, hoy en día, ¿te sientes incapaz de decir ¡no! a las demandas de los demás?

PULMÓN

Más allá de la alteración postural que producen los problemas respiratorios cronificados, el pulmón se somatiza con dolor a nivel de la 3.ª y 4.ª vértebras dorsales de forma bilateral, pero no tengo experiencia que lo confirme, bien sea porque es un reflejo poco frecuente o porque hoy en día no es un órgano especialmente sensible o débil en el aspecto emocional, por el tipo de sociedad poco condicionada por el apego y la melancolía.

PREGUNTAS QUE INVITAN A LA REFLEXIÓN

Para invitar al paciente a que reflexione sobre las causas emocionales que pueden estar detrás de la disfunción de un órgano (en este caso, el pulmón) y que éste a su vez provoque un dolor músculo-esquelético, podemos realizar las siguientes preguntas:

— ¿A quién echas de menos?
— ¿Te has sentido traicionado, alguien te ha sido desleal?

ALGUNAS RECETAS DE FITOTERAPIA

Las recetas que a continuación se exponen no pueden ser consideradas como un tratamiento correcto, ya que cada paciente tiene sus particularidades, pero presento algunos casos hipotéticos donde el tratamiento de fitoterapia se puede aproximar al de un caso real, aun a riesgo de perder precisión y, por tanto, eficacia.

No se debe olvidar que los tratamientos de plantas que se exponen son complementarios en mayor o menor grado al tratamiento de terapia manual pertinente, a determinados cambios de hábitos dietéticos y a la valoración del componente emocional que pudiera estar presente en cada caso. Aconsejo al lector que consulte algunos datos sobre la preparación de la receta de plantas medicinales en las últimas páginas del libro.

PLANTAS MEDICINALES CARACTERÍSTICAS DEL ELEMENTO METAL (PULMÓN-INTESTINO GRUESO)

Llantén, malva, pulmonaria, zaragatona, regaliz, drosera, lavanda, tomillo.

RECETAS PARA PROBLEMAS MÚSCULO-ESQUELÉTICOS DERIVADOS DE LA DISFUNCIÓN DEL ELEMENTO METAL

Lumbalgias y lumbociáticas de predominio izquierdo debido a un colon irritable.

Sin olvidarse de los factores dietéticos, y mucho menos de los emocionales, esta receta de plantas medicinales puede contribuir a la mejoría del proceso.

3 infusiones al día de la siguiente mezcla:

Tila, zaragatona, tomillo, valeriana, salvia, hipérico, romero, manzanilla, llantén, (todas las plantas a partes iguales, en cuanto a peso).

Extracto de hipérico: 10 gotas a cada infusión.

Manganeso-cobre: 1 ampolla al día.

• Sólo si hay diarreas mantenidas añadir:

• Composor 30: 10 gotas a cada infusión.

LOS 5 ELEMENTOS Y EMOCIONES QUE LOS DESEQUILIBRAN (resumen)

ELEMENTO MADERA

—Hígado

Enfado, crispación, intolerancia, desadaptación, inflexibilidad.

—Vesícula biliar

Situaciones que nos amargan, disgustos, enfados y crispaciones guardadas, crítica, tozudez.

ELEMENTO FUEGO

—**Intestino delgado**
Preocupación, excesivas vueltas a la cabeza.
—**Corazón**
Ansiedad, agitación, narcisismo.
Frecuentemente, el síntoma del elemento fuego es la primera manifestación de un desequilibrio en el elemento madera.

ELEMENTO TIERRA

—**Estómago**
Obsesión, no desconectar del ámbito laboral.
—**Bazo-páncreas**
Duda y obsesión en el ámbito afectivo.
Frecuentemente, un desequilibrio del elemento tierra también se da como amortiguación ante un desequilibrio del hígado-vesícula biliar.

ELEMENTO METAL

—**Intestino grueso**
Apegos.
—**Pulmón**
Melancolía.
El colon irritable es la manifestación en el colon descendente de un desequilibrio en el elemento fuego.

ELEMENTO AGUA

—**Riñón**
Miedo, baja autoestima.
—**Vejiga**
Desesperanza, culpa.
La disfunción del elemento agua, puede deberse también a la alteración cronificada del elemento madera (conflictos no resueltos, estrés…).

ALGUNAS EXPRESIONES CURIOSAS

Algunas de las frases hechas que usamos en el lenguaje de la calle tienen un significado que alude a la relación entre un órgano o víscera y su representación emocional.

Por ejemplo, frecuentemente se dice «**me estás poniendo del hígado**» cuando alguien con su actitud nos crispa, nos enfada, hasta el límite de un ataque colérico. También hablamos de que «**alguien está amargado**» asociando así el enfado con la bilis, sustancia amarga por excelencia en nuestro organismo que se segrega por el hígado y se almacena en la vesícula biliar.

Cuando he descrito el elemento agua (riñón-vejiga) he indicado que va asociado al miedo, al repliegue emocional que se traslada también a lo físico (perdida de curvatura lumbar, los glúteos caen y se aplanan…), por eso cuando alguien se da por acabado, por derrotado, y huye sin la valentía para afrontar un conflicto se dice que «**se fue con el rabo entre las piernas**» gesto que describe perfectamente el repliegue físico mencionado (por ejemplo, los perros cuando se pliegan sumisos dominados por el miedo, meten el rabo entre las piernas, incluso dejan escapar la orina).

Hay también palabras asociadas al elemento fuego, especialmente el corazón, que se usan aludiendo a las acepciones emocionales propias al elemento fuego, como el altruismo, el amor, la vertiente alegre sincera y positiva en las relaciones sociales. Muchas palabras contienen la raíz del latín cor-: corazón (COR-azón), **concordia** (con-COR-dia) y **saludos cordiales** (COR-diales) o simplemente decimos que alguien **está cardíaco** cuando está exaltado, ansioso (emoción del elemento fuego).

En el caso del elemento metal, pulmón-intestino grueso, cuyo símbolo emocional es el apego a las personas, a la tierra, a la patria, a los tiempos pasados…, siempre con la connotación de tristeza y melancolía.

Vemos que la palabra **constipación** (se utiliza para definir el estreñimiento; en francés, «être constipé» se usa para decir «estar estreñido»), constituida por la raíz latina cons-, que significa «unión», «contacto» o «con intensidad» y *stipere* (abrazar o aferrarse a algo); la constipación de colon, por tanto, no es más que la presentación física de su acepción emocional de aferrarse –no soltar–, apego del elemento metal. (La constipación o estreñimiento de colon descendente y sigmoides es diferente a otros tipos de estreñimiento por falta de bilis, por mal tránsito del intestino delgado, falta de fibra, agua, intolerancias alimentarias…).

V

EL ESTRÉS

El hombre es el ser que siempre quiere más de lo que puede y siempre puede más de lo que debe.

(W. WIKKLER)

El estrés, al menos en su catalogación, apenas cumple ochenta años. En los años treinta, el fisiólogo norteamericano Walter Cannon estudiaba mediante rayos X cómo en los gatos la musculatura intestinal empuja los alimentos hacia el ano. Pronto comprobó que muchos animales dejaban de serle útiles al cabo de poco tiempo. Cuanto más se estresaban, más se debilitaba la fuerza de los movimientos peristálticos de sus intestinos y se estreñían. El fenómeno asombró al científico:

¿La ansiedad influye de alguna manera desconocida en el proceso digestivo? Cannon ya sabía que la adrenalina aumentaba la presión sanguínea, la presencia de azúcar en la sangre y que inhibía la digestión. Lo novedoso fue su asociación con las emociones como causa de alteraciones orgánicas que, si se perpetuaban en el tiempo, podían provocar enfermedades a las que hasta entonces no se les había atribuido causa alguna.

No fue, sin embargo, Cannon quien acuñó la palabra «estrés». Fue un bioquímico húngaro, Hans Selye, autor de un estudio sobre la ansiedad, quién acuñó este término. Selye se dedicó a alterar la vida de sus ratones, daba igual a qué tortura los sometiese, todos respondían con disfunciones orgánicas de todo tipo. El científico trasladó los datos a los humanos, convencido de que contábamos con un sistema capaz de transformar en síntomas físicos factores emocionales como el enfado, la preocupación, el frío, el calor, la falta de sueño…, y describió el fenómeno con el término que hoy en día está extendido por todo el mundo. Todas estas reacciones físicas, consecuencia de alteraciones emocionales, que empezaba a observar forman parte de un proceso evolutivo iniciado antes de que el hombre anduviese de forma bípeda y nos han permitido sobrevivir a lo largo de estos miles de años; nos preparaban para la lucha o para la huida, y, por tanto, se puede constatar que se trataba de estímulos muy estresantes y muy intensos, pero cortos, con un principio y un fin delimitados. Como bien explica la fisiología, ese tipo de estrés a corto plazo no provoca prácticamente consecuencias negativas para el organismo.

El problema surge cuando el cuerpo genera reacciones estresantes una tras otra, aunque sean de baja intensidad, pero permanentes en el tiempo; el cuerpo pasa a encontrarse en un constante estado de alarma. A esta circunstancia hay que añadirle dos hechos que empeoran la situación:

1. Está estudiado que hoy en día, en los países avanzados, dormimos de media una hora menos que hace sesenta años, y esto significa que nos reponemos peor del agotamiento que genera el constante estado alarma.
2. Estos mecanismos de alarma, generados por el estrés, estaban destinados a provocar una reacción de «atacar» o «huir», y, sin embargo, hoy los soportamos sentados en una silla del despacho, sin desahogar físicamente la energía contenida, manteniendo un estado de desequilibrio nervioso que acaba alterando el funcionamiento visceral.

Por eso, hoy en día intentamos salir de esta situación de alarma constante buscando estímulos estresantes intensos que nos retrotraigan a nuestra vida primitiva, nos disfrazamos de pequeños guerreros corriendo detrás de un balón o de forma ficticia bordeamos situaciones límite tirándonos de un puente sujetos por una cuerda elástica…

Cuando toda esa energía generada por el estrés cotidiano no se libera, por ejemplo haciendo ejercicio, el individuo entra en una situación de tensión y ansiedad que intentará mitigar otorgándose premios y recompensas alimentarias (dulces, café, comida basura). Este suele ser uno de los primeros síntomas de un individuo estresado.

VISIÓN DEL ESTRÉS DESDE LA MEDICINA MODERNA

Hoy en día, casi todas las áreas de la medicina asumen que el estrés es una de las causas, a veces la principal, de muchas dolencias que aquejan a los pacientes.

La visión que ofrece la medicina moderna respecto del estrés ofrece dos caras:

Por un lado, se reconoce la relación directa entre el estrés y muchas patologías de diferentes especialidades médicas: dermatología, digestivo, ginecología, urología... Sin embargo, la forma de abordar estas patologías es la misma que si el origen no fuera el estrés, es decir, únicamente se trata de aplacar el síntoma, sin tener en cuenta la causa.

Por otro lado, el campo que más nos interesa, el dolor músculo-esquelético, el análisis es tan simplista que roza el ridículo, únicamente relaciona el estrés con el aumento de la tensión muscular, sin profundizar mucho más en la relación del estrés (y mucho menos de los problemas emocionales) con las dolencias músculo-esqueléticas.

VISIÓN DEL ESTRÉS DESDE LA MEDICINA NATURAL

Básicamente, el estrés actúa sobre nuestro organismo de la misma forma que cualquier sobrecarga o agresión emocional que genere crispación y, por tanto, afecta en primer lugar al elemento madera de la medicina china (hígado-vesícula biliar) y frecuentemente los primeros síntomas que aparecen son los del elemento siguiente: el fuego (intestino delgado-sistema circulatorio y sistema nervioso) y a largo plazo acaba afectándose el elemento previo: el agua (riñón-vejiga).

Esta visión determina respecto al sistema músculo-esquelético la siguiente norma:

— El estrés a corto plazo provoca somatizaciones en la región dorsal y sobre todo cervical. En ocasiones más aisladas también repercutirá

en la región lumbar derecha si existe una alteración del intestino delgado (como ya he explicado en el capítulo del intestino delgado).
— El estrés a largo plazo provoca somatizaciones fundamentalmente en la región lumbar.

Por eso, sea cual sea el síntoma que está generando el estrés, una parte del tratamiento siempre irá encaminado a equilibrar el hígado y la vesícula biliar, aumentando así la capacidad de soportar el estrés, por este motivo, estos órganos son tan importantes hoy en día en la medicina natural.

Secundariamente y en función de los síntomas que se presenten, se tratará de equilibrar otros órganos.

> ▶ VÍDEO: www.fisioterapia-global.com/25

Es importante recalcar que el estrés que padecemos cada día, sin ninguna connotación emocional concreta, es decir, la sobrecarga de trabajo, las prisas o, simplemente, el que conlleva la costumbre tan extendida hoy en día de quitarle a nuestro organismo horas de descanso o de sueño, en numerosas ocasiones provoca que conflictos emocionales silentes, que hasta ese momento no habían provocado ninguna somatización, comiencen a hacerlo, actuando este estrés como un desencadenante que rompe con facilidad un equilibrio precario.

EL ESTRÉS Y EL DESCANSO

A la hora de evaluar nuestro nivel de energía y vitalidad, deberíamos hacer una distinción entre la energía superficial y la profunda.

La energía superficial es aquella que vemos y apreciamos a la hora de las actividades de la vida diaria, al hacer ejercicio… Cuando aumentamos el uso de esta energía, bien por obligaciones socio-laborales, por nuestro carácter tendente a autoexprimirnos, o por alimentos (café, chocolate, azucares…) y drogas estimulantes, tenemos la sensación externa de poseer gran cantidad de energía, pero el resultado final es el de agotamiento de **la energía profunda,** que sólo tendríamos que usar en momentos puntuales, que reside en el riñón (elemento agua) y que es la que nos hará vivir mejor y más tiempo.

Cuando se tiene constipado, gripe, etc., y, sobre todo, si hay fiebre, el grado de energía superficial es muy bajo y, sin embargo, se está recuperando el grado de energía profunda, por eso es tan malo cortar estos procesos con medicamentos que consiguen recuperar la energía superficial y que el paciente se sienta aparentemente bien, pero que no han hecho más que frenar la capacidad de regenerar la vitalidad.

Recordemos que cada vez que estimulamos nuestro nivel de energía superficial, sobre todo de forma artificial con café, chocolate o cualquier droga estimulante, tendremos una placentera sensación de energía superficial, pero estaremos obligándonos a gastar las reservas de energía profunda.

Sin embargo, el ejercicio físico deja una agradable sensación de cansancio y relajación, de baja energía superficial, que estimula durante el descanso posterior una recarga más intensa y, en este sentido, durante el sueño es cuando más baja la energía superficial, pero más recuperamos la energía profunda, por lo que robar horas al sueño supone más gasto y menos recuperación, hecho que acabamos pagando tarde o temprano.

En muchas ocasiones, los pacientes aprecian que durante un proceso de estrés prolongado, incluso con pérdida importante de horas de sueño, mantienen una satisfactoria energía superficial de la que disponen para trabajar.

Esto supone tomar prestada parte de la energía profunda de la que disponemos, pero el paciente debe de comprender que lo natural es devolver el préstamo.

Cuando acaba el estrés, el nivel de energía superficial disminuirá bruscamente y el paciente se quejará: «Sí, ahora que ha pasado todo, estoy agotado…», «Parece que cuanto más duermo, más cansado estoy», y será cuando más somatizará el esfuerzo realizado por el riñón en los últimos meses (por ejemplo, con lumbalgias que si se tratan con antiinflamatorios, se corre el riesgo de cerrar en falso el proceso de recuperación).

Este agotamiento aparente no está más que manifestando el deseo de nuestro organismo de descansar para seguir recuperándose, hay que vivirlo con paciencia y naturalidad y ayudar al organismo con una buena dieta, algo de ejercicio, plantas medicinales y no cayendo nunca en la tentación de atajar el camino con estimulantes artificiales.

VI

LA ANSIEDAD

El corazón tiene razones que la razón ignora.

(BLAISE PASCAL)

Es uno de los mecanismos de alarma del organismo, que pertenece, como he indicado en capítulos anteriores, al elemento fuego de la medicina oriental, y que traduce un desequilibrio permanente del sistema nervioso (simpaticotonía).

Puede manifestarse de forma brusca y repentina, dando al paciente una sensación subjetiva de ahogo y muerte inminente (crisis de ansiedad) o de forma más suave pero mantenida en el tiempo. Cuando la manifestación es brusca y repentina, en general no suele ir acompañada de disfunciones músculo-esqueléticas llamativas. **Sin embargo, cuando la ansiedad es más suave y constante (por ejemplo, si se aplaca de forma repetida con ansiolíticos) se favorece que esta ansiedad vaya acompañada de múltiples dolencias físicas, sobre todo al principio, en la zona dorsal alta y cervical.**

Lo relevante de este molesto mecanismo de alarma es que siempre tiene una causa, que en el mejor de los casos es reconocible y, por tanto, más fácil de abordar (esta causa reconocible puede ser por ejemplo el estrés de vida). Incluso esta causa puede ser pasajera, por un problema puntual, y, por tanto, la ansiedad suele remitir sola (mientras tanto, es comprensible el uso puntual de ansiolíticos para hacer el proceso más llevadero).

Ante la ansiedad hay dos formas opuestas de actuar:

1. Pensar que esta ansiedad es un enemigo que «nos hace la vida imposible», como si algo en nuestro sistema nervioso no funcionase bien y, por lo tanto, el tratamiento estará encaminado a aplacar el síntoma.

2. Asumir que cada problema tiene una causa, por lo tanto, en este caso, la ansiedad es un «amigo», incómodo pero sincero, que quiere avisar de que algo funciona mal, nos invita a revisar nuestro estilo de vida o a bucear en nuestro pasado, nuestra infancia, nuestro subconsciente en busca de conflictos no resueltos. (Como ya he explicado, el estrés y todos los conflictos que generan crispación, intolerancia…, afectan primero a la vesícula biliar e hígado, y éstos afectan al elemento siguiente: el fuego (corazón, intestino delgado, sistema nervioso).

Si nos acogemos a la primera forma de abordaje, sin duda habremos escogido el camino más fácil y con menos esfuerzo, de rápido resultado, tan sencillo que es fácil «engancharnos» a los ansiolíticos y alejarnos de la búsqueda de los auténticos factores causales. Este tratamiento hará que la situación se haga crónica, es decir, la ansiedad será más suave pero continua y, con el tiempo, pasará a una segunda fase llamada ansioso-depresiva, que no es más que la antesala de una futura depresión con el transcurrir de los años. Nuevamente, se comprueba que ignorar las causas de los problemas es más cómodo pero muy negativo a medio y largo plazo.

Éste es el caso de Elisa, una joven de veintiocho años, lleva cinco años tomando ansiolíticos y el último año su médico le ha añadido un antidepresivo. En la actualidad se encuentra como ella dice «medio bien», ya que nunca ha dejado de sentirse nerviosa e inquieta y últimamente el cansancio y la tristeza invaden su vida.

Acude a mi consulta porque estos últimos años paralelamente a su ansiedad han ido aumentando las molestias en su cuello, nuca y ambos trapecios, con algún período de mareos e inestabilidad. Últimamente, el dolor se focaliza en la transición cervicodorsal izquierda (zona cardíaca) como forma de somatizar unas molestas palpitaciones, que no son más que otra forma de ansiedad.

En cualquier otra persona podríamos achacar la contractura cervical al estrés de vida, pero, ella comenta que su vida ahora es relajada y no encuentra motivos para sentirse nerviosa, podría decirse que su ansiedad no tiene causa. Sin embargo, sí tuvo problemas serios hace seis años, cuando su padre enfermó de cáncer, y acabó falleciendo un año más tarde. Ella se convirtió en el elemento fuerte y estable de su familia, consultas, hospitalizaciones e incluso durante el funeral de su padre no derramo una lágrima, «Decidí ser fuerte para consolar a mis hermanos más pequeños y a mi propia madre».

Me confesó que dos meses más tarde comenzó con la ansiedad y los ansiolíticos, que sigue tomando en la actualidad.

Un estrés mantenido, un trago amargo no digerido ni exteriorizado, un luto no afrontado, pueden ser la causa de una ansiedad que brota frecuentemente cuando todo ha acabado. Afrontar el problema con ansiolíticos acarreará más tarde síntomas y disfunciones diversas con una causa común. Tapar el problema con ansiolíticos es fácil, pero no supone más que un engaño a uno mismo y favorece que el problema evolucione y se trasforme en trastornos cada vez más graves.

Como fisioterapeutas, nos interesa entender que muchos problemas que implican contractura cervical, más aún si provocan mareos e inestabilidad, cefaleas tensionales y en ocasiones taquicardias, no son más que una forma más física de expresar ansiedad.

▶ VÍDEO: www.fisioterapia-global.com/26

113

VII

USO Y ABUSO DE MEDICAMENTOS

A la industria farmacéutica le interesa crear fármacos que hagan dependiente al paciente. Es el único modo que tienen de obtener beneficios. No les interesa curar un mal, va contra sus intereses. Pero éste es un problema que la sociedad no quiere afrontar.

(Sir Richard. J. Roberts,
biólogo molecular y Nobel de Medicina 1993)

Seguramente, esta afirmación está sacada de contexto y no valora que muchos medicamentos han salvado y salvan vidas a diario y han conseguido que algunas enfermedades mortales se conviertan en crónicas.

Sin embargo, en procesos funcionales, sobre todo en el campo del dolor músculo-esquelético, han provocado que problemas «curables» se conviertan en enfermedades crónicas, debido en gran parte a la visión sesgada, cuadriculada y rígida, contraria a cualquier espíritu científico, por parte de algunos médicos mediatizados por la industria farmacéutica, y que sólo se explica por una ausencia de humildad que es incompatible con la obligación de seguir aprendiendo.

Lo que sí parece indudable es que a ningún grupo farmacéutico le interesa que alguien cure su lumbalgia de forma definitiva con un cambio dietético (sí, con un cambio dietético) o con ejercicio físico, y es que, desde luego, es mucho más rentable que la población alivie sus dolores con antiinflamatorios, relajantes, analgésicos, cuanto más tiempo mejor, que quizás provoquen efectos secundarios que requieran más medicamentos; y así todos contentos, el paciente alivia rápido sus dolores, con muy poco esfuerzo, y los grupos farmacéuticos aumentan sus beneficios.

Añadido a este factor economicista, la medicina convencional tiene otro problema, y es que confía muy poco en **la capacidad de esfuerzo del paciente;** se habla mucho de prevención, pero siempre relegando al paciente a una posición pasiva, proponiendo tratamientos que requieran poco esfuerzo, unos comprimidos tal vez, como parte fundamental de muchos tratamientos.

Si tiene el colesterol alto: «Tómate esta pastilla e intenta comer menos de tal o cual alimento». Los consejos dietéticos se quedan en dietas estereotipadas o vagos consejos, de manera que el paciente se va de la consulta con la sensación de que con poco esfuerzo (la pastilla) logra mucho, y que con mucho esfuerzo (corrección alimentaria) logra poco.

El paciente se hace sujeto pasivo del tratamiento, porque nadie le convence de que en sus manos tiene la posibilidad de mejorar su salud de una forma duradera, y sin los efectos secundarios de muchos medicamentos (que en muchas ocasiones se toman de por vida).

Alguien debería informar al paciente de que además hay otras posibilidades terapéuticas no paliativas, sino curativas, más eficaces, a veces más lentas y siempre más completas y duraderas; sólo tiene que coger las riendas de su salud y convertirse en el autor y protagonista de su curación.

Por lo tanto, tenemos la difícil tarea de convencer al paciente de su implicación en el tratamiento, renunciando en parte a algunos placeres culinarios, haciendo algo de ejercicio, siendo consciente de sus emociones y, en definitiva, resaltando valores que hoy en día son tan escasos como la disciplina, el esfuerzo, la perseverancia y la paciencia. Sin embargo, cuando el paciente sienta que la mejoría de sus síntomas se ha conseguido gracias a este esfuerzo, aumentará de forma irreversible su autoestima y la sensación de que buena parte de su salud está en sus manos y no en las ajenas.

Tengo que recordar al lector una realidad que compruebo a diario en relación al consumo de muchos medicamentos:

—Como he descrito en capítulos anteriores, muchas contracturas, bloqueos articulares e inflamaciones sin causa aparente son la expresión de disfunciones viscerales, e intentar resolverlos con antiinflamatorios, incluso aunque éstos consigan el efecto deseado, es un autoengaño, y si se hace de forma asidua, será un perjuicio a la salud, tanto por los efectos secundarios propios del medicamento como por el hecho de esconder un problema (recuerda, dolor reprimido, dolor diferido).

— El organismo aprovecha ciertos procesos banales y autolimitados, como resfriados, gripes, gastroenteritis, para conseguir disminuir el apetito (nos obliga a un pequeño ayuno) y favorece así el mecanismo de autodepuración. Además, si cursan con fiebre, estas autodepuraciones son mucho más intensas *(véase* «La crisis curativa») y efectivas (cuanto más molesta, más efectiva). Pero nos empeñamos en evitar estos procesos molestos, duros pero necesarios. Nos han engañado para que consumamos (cuanto más mejor) medicamentos que acortan estos procesos, para volver a rendir en el trabajo lo antes posible, independientemente de lo que nos trasmite nuestro cuerpo.

Un ejemplo de los muchos que se pueden poner, de cómo un mal uso de la medicación acaba siendo peor que la propia enfermedad:

Luis, desde que cumplió los cuarenta años, ha padecido crisis de artritis y tendinitis, por microcristales, en diferentes zonas de su cuerpo y de forma periódica. Hubiera sido sencillo controlar y prevenir estas crisis con una dieta apropiada y plantas medicinales (muy eficaces en estos casos), pero eligió un recurso más fácil de resultado inmediato. Un amigo médico le recetaba una inyección IM de cortisona y el problema desaparecía rápidamente y sin esfuerzo.

Después de veinte años con crisis cada vez más frecuentes, hoy en día tiene serios problemas para andar.

Cuando tapas un problema, éste puede de forma «más silenciosa» progresar. En el caso de nuestro paciente, ha ido acumulando microcristales en gran parte de las inserciones de sus tendones (en las radiografías se visualizan tendones absolutamente calcificados); la cortisona tapa el problema, pero además colabora en descalcificar el hueso y calcificar tejidos blandos, a la vez que provoca daños en el riñón.

Parece que cuando un médico receta, por ejemplo, un antihipertensivo, está diciendo: «Tú, paciente, no hagas ningún esfuerzo dietético ni ejercicio; no intentes reducir tu estrés, que esta pastilla es para que no te haga falta nada de eso».

Éste es el caso de Carlos que, con cuarenta y dos años, descubrió hace uno que tiene hipertensión (165/100) y el médico le pautó antihipertensivos que sólo han conseguido bajarle la tensión hasta 140/95 y, además, como efecto secundario padece una impotencia sexual, para lo que le han pautado otra medicación. Acude a mi consulta con un dolor de tres semanas de evolución en la zona dorsolumbar. Mi exploración e interrogatorio me hacen pensar en un reflejo renal típico en esa zona (véase el capítulo de los reflejos dolorosos del riñón). Para este dolor toma tres antiinflamatorios diarios con un protector gástrico. También comenta que toma desde hace tres años medicación para el ácido úrico.

Tras veinte días de tratamiento dietético riguroso (por supuesto, eliminando los cuatro cafés diarios que tomaba), tratamiento de fitoterapia y un poco de ejercicio, la tensión le ha disminuido a 120/70, por lo que él mismo muy gustosamente se ha retirado la medicación para la hipertensión y la impotencia sexual.

Yo le había aconsejado retirar los antiinflamatorios, a pesar de lo cual me confesó que el dolor dorsolumbar cedió en apenas cinco días.

En las siguientes analíticas tenía el ácido úrico mejor que nunca, por lo que dejó también la medicación correspondiente.

Un claro ejemplo de cómo con sentido común y un poco de esfuerzo, se pueden abordar muchas disfunciones evitando medicamentos que sólo son medianamente eficaces y que tienen efectos secundarios, algunos de ellos indicados de por vida a una persona joven.

Termino este capítulo insistiendo en que los medicamentos han salvado y salvarán muchas vidas, pero esto no debería justificar el uso abusivo y desproporcionado que hace la población, alentada por la semigratuidad de los fármacos y por el poder de la publicidad de la industria farmacéutica en connivencia con muchos médicos.

▶ VÍDEO: www.fisioterapia-global.com/27

VIII

LA CRISIS CURATIVA

No pretendamos que las cosas cambien si siempre hacemos lo mismo. La crisis es la mejor bendición que puede sucederle a personas y países, porque la crisis trae progresos. La creatividad nace de la angustia, como el día nace de la noche oscura. Es en la crisis donde nace la inventiva, los descubrimientos y las grandes estrategias. Quien supera la crisis se supera a sí mismo sin quedar superado. El inconveniente de las personas y los países es la pereza para encontrar las salidas y soluciones.

Sin crisis no hay desafíos, sin desafíos la vida es una rutina, una lenta agonía. Hablar de crisis es promoverla, y callar en la crisis es exaltar el conformismo.

En vez de esto, trabajemos duro. Acabemos de una vez con la única crisis amenazadora, que es la tragedia de no querer luchar por superarla.

(ALBERT EINSTEIN)

Toda crisis se produce por y para algo. Cualquier dolor, cualquier disfunción tiene una o varias causas. Si solo atacamos el síntoma, podremos apagar el fuego, «la crisis», pero si no atacamos además la causa, el problema se repetirá de la misma o de diferentes formas.

Imaginemos un fumador habitual, que como consecuencia de su hábito padece con frecuencia bronquitis; esta bronquitis se comporta como una crisis, molesta, en ocasiones peligrosa, pero no deja de ser un aviso de que algo se está haciendo mal. El sufridor de esta crisis, se auto-engañará, acusando al frío, a la humedad, a un virus... y parcheará esta crisis con éxito gracias a medicamentos que sin duda son eficaces, pero tarde o temprano recaerá y cuanta más crisis tape (en este caso las bronquitis) sin atacar a la verdadera causa (el tabaco), peor acabará su salud.

Los terapeutas manuales actúan en ocasiones de forma similar a ese fumador a la hora de analizar el porqué de las dolencias que tratan: a menudo confunden factores desencadenantes de mayor o menor entidad, como la calidad de un colchón, tal o cual esfuerzo, en los niños la omnipresente mochila... con factores causales. Cuando un vaso se rebosa es mucho más acertado preguntarse qué es lo que ha ido llenando el vaso en vez de preocuparse por cuál ha sido la última gota que lo desbordó.

¿QUÉ ES LA CRISIS CURATIVA?

El término *crisis* viene del griego y traducido significa «proceso». Por tanto, es el proceso curativo que se produce siempre (aunque no siempre se percibe) que el tratamiento se enfoca sobre las auténticas causas. **Este proceso supone un empeoramiento transitorio, una reagudización de un problema que se había cronificado.**

En el caso de nuestro fumador empedernido, cuando decide tratar sus constantes bronquitis eliminando el verdadero factor causal, el tabaco, con frecuencia manifestará que durante las siguientes semanas y meses sufre un empeoramiento de sus bronquitis, tose más, con más cantidad de expectoración y de peor aspecto. «Me encontraba mejor cuando fumaba».

Sin duda, este empeoramiento supone una reagudización que indica una reacción de autodepuración, de autocuración que será más o menos prolongada, pero que siempre acaba en un estado mucho más saludable.

Igualmente le sucederá a un toxicómano cuando elimine la causa de su enfermedad, durante unos días se encontrará mucho peor (síndrome de abstinencia) y este proceso curativo se podrá suavizar, pero nunca se puede eliminar.

En otras áreas de la salud sucede algo similar. Cuando se realiza un tratamiento depurativo con fitoterapia y dieta, los primeros días el paciente se suele encontrar más cansado, tenso y con algún dolor exacerbado.

Lucia tiene treinta y cinco años y acude a mi consulta aquejada de dolor lumbar de más de dos años de evolución, junto con mareos, cefalea tensional frecuente y un estado general de agotamiento y desánimo. Su médico le insinuó que podía tener fibromialgia, lo que la desanimó aún más.

El dolor lumbar está asociado al agotamiento y desánimo (riñón) y su exploración encaja a la perfección con lo descrito en la tercera parte del libro sobre el estrés y la postura. El mareo y la cefalea tensional nos indican que ha habido algún disgusto.

Cuando le pregunto por estas situaciones a la paciente se sorprende, pero enseguida me habla de la muerte de su madre unida a un largo proceso oncológico de su marido. Ha tragado mucha tensión y disgustos, sin haber hecho el luto correspondiente.

Una semana después de iniciar el tratamiento homeopático, de nutriterapia y fitoterapia (el objetivo en primera instancia es devolver energía a la paciente), me llama muy preocupada porque ha tenido que salir del trabajo con una pequeña crisis de ansiedad (palpitaciones, sensación de ahogo).

Mejor tarde que nunca, esa crisis (de ansiedad) supone una liberación (incómoda) de toda la tensión acumulada en los últimos meses, una crisis curativa que anticipa el éxito del tratamiento.

▶ **VÍDEO: www.fisioterapia-global.com/28**

También podemos estudiar un síntoma frecuente en la consulta de un fisioterapeuta como es el mareo (en el que ya hayamos descartado procesos centrales como tumores, esclerosis en placas, insuficiencia arterial, ACV en tronco cerebral, neurinoma del nervio acústico, traumatismos cervicales, otolitos), es decir, ese frecuente caso de mareos con sensación de presión en el cuello y sobre todo en la nuca y en los que la exploración médica suele ser anodina.

Como ya he comentado en capítulos anteriores, estos mareos de origen cervical, más allá de las alteraciones musculares y articulares en la columna cervical, tienen un factor causal fundamental a nivel víscero-emocional; tensiones acumuladas y no exteriorizadas, frecuentes en personas que tienden a guardar sus preocupaciones, sus disgustos, sus amarguras; estas tensiones se somatizan a través de la vesícula biliar. Los casos más banales se dan por simple estrés, ritmo de vida acelerado en personas nerviosas y que tienen factores desencadenantes como una falta de descanso nocturno, un exceso de estímulos luminosos y sonoros como se dan en un centro comercial, y se manifiestan a veces en días de descanso o cuando acaba la jornada laboral.

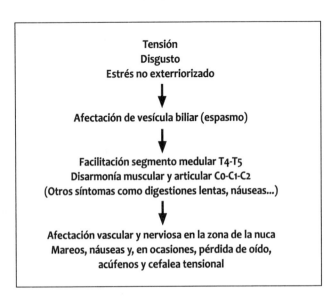

Si tratamos este síntoma con la única pretensión de eliminarlo lo antes posible (como hace la medicina convencional), se pautará un medicamento muy efectivo para este menester (con el principio activo llamado sulpirida) y el síntoma desaparecerá de forma milagrosa (este medicamento se usaba antiguamente en psiquiatría como antisicótico para aplacar el sistema nervioso) pero… ¿el problema se ha curado? ¿Se ha actuado sobre la causa del problema?

En ocasiones es suficiente, ya que si la causa emocional del mareo es un desequilibrio nervioso puntual por un conflicto pasajero, el problema no volverá.

Pero si el conflicto emocional, el disgusto, es sólido y el problema queda enquistado, sin ninguna duda el síntoma mareo-vértigo volverá, y si seguimos aplicando el medicamento que lo enmascara, lo único que conseguiremos es un proceso de mareo cronificado.

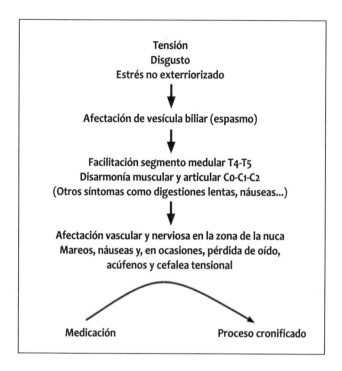

Por definición, una fase crónica es mucho menos sintomática pero más constante. Esta cronificación supone una afectación leve pero constante de la arteria vertebral, lo cual acabará provocando, además del mareo, una disminución de la capacidad auditiva y posiblemente acúfenos, y el paciente será diagnosticado de síndrome de Ménière.

Sin duda, la medicación supone un mal tratamiento (aunque aparentemente y en primera instancia parece muy efectivo) que ha conseguido que una disfunción con la posibilidad de curarse se convierta en una enfermedad crónica de por vida que muchas veces conduce a una depresión.

En una ocasión conocí a un médico otorrino que cuando alguien acudía a urgencias por un vértigo, él lo que hacía, a diferencia de los demás profesionales, no era aplacar el síntoma sino exagerarlo, es decir, sentaba al paciente en una silla giratoria y le daba varias vueltas, provocándole un vértigo mucho más agudo; así conseguía que esa fase aguda, que es autolimitada, en vez de durar un día o dos, durase un cuarto de hora, durante el cual el paciente lo pasaba muy mal, llegando a vomitar bilis, amarga como representación de la amargura que tiene retenida; esta crisis curativa que provocaba el otorrino aunque muy incómoda, era corta y resolutiva y el paciente no progresaba a una fase crónica. (Evidentemente, si el problema causal sigue presente, la crisis puede repetirse, pero por lo menos la intervención del médico no provocaba cronificación).

¿QUÉ HACEMOS EN LA MEDICINA NATURAL?

Tratamos de abordar el problema mediante una visión amplia, contemplando todas las esferas de análisis, de la más amplia a la más localizada (recuerda el capítulo III).

Siempre partimos de la base de que puede haber una causa más allá del sistema músculo-esquelético y tratamos de incidir sobre dicha causa. Nunca tratamos de aplacar los síntomas, la crisis, sino que intentamos poner al organismo en las mejores condiciones posibles para que realice el proceso de homeostasis.

En el caso anteriormente analizado de los mareos, el terapeuta manual normalmente tratará de relajar y equilibrar la zona suboccipital y, mejor aún, toda la región cervical (nivel 1-2-3 de esfera terapéutica). Incluso otro terapeuta incluirá en su tratamiento la región dorsal media–alta por ser esta la zona hipomóvil (nivel 4 y de forma indirecta tratará el nivel 5 de la esfera terapéutica, al tratar zonas reflejas de vesícula biliar).

Yo propondría el siguiente tratamiento:

- Primero, abordar el nivel 6 de la esfera terapéutica preguntándole por tensiones en su entorno, sobre todo disgustos o situaciones que le hayan amargado o le amarguen en la actualidad, o que le esté costando asimilar. Es fundamental que el paciente sea consciente de su conflicto emocional para que así pueda combatirlo y digerirlo.

- Además, es fundamental tratar el nivel 5, es decir, el órgano que traslada ese factor emocional a la zona dorsal media y alta y a la región de la nuca (la vesícula biliar), mediante maniobras específicas; y, sobre todo, unas plantas medicinales y alimentación adecuada. A partir de ahí, este tratamiento se complementaría con la terapia manual ya mencionada.

En definitiva, debemos entender que la mayoría de los procesos funcionales que padecemos, también en el terreno músculo-esquelético, no son más que una crisis de salud, una forma que tiene nuestro organismo de avisarnos de que algo no se está haciendo bien, una oportunidad para mejorar formas de vida y de pensar que nos resultan perjudiciales.

Otra crisis curativa es la que se produce durante los procesos febriles…

IX

LA FIEBRE

En la vida tuve suerte, nada me fue fácil.

(S. Freud)

Como todo lo que ha conseguido la naturaleza en años de evolución no puede ser estéril o simplemente molesto, sino todo lo contrario, la fiebre es uno de los grandes mecanismos que han conseguido mantenernos con vida los últimos cientos de miles de años. Por lo tanto, no deberíamos temer a la fiebre (en todo caso, podríamos temer a la causa de la fiebre, cuando se trata de un proceso grave), ni intentar eliminarla a toda costa con medicamentos antitérmicos (o, por lo menos, no hacerlo de forma sistemática), que nos dan confort a corto plazo, a costa de poner un freno al proceso de homeostasis.

Puede ser conveniente bajar la fiebre en algunos pacientes, fundamentalmente niños, con tendencia a padecer crisis epilépticas o cuando la fiebre se prolonga más de 3-4 días debido a que la causa de esta fiebre no ha cesado (un proceso infeccioso que no se resuelve, un proceso tumoral...). Efectivamente, en estos casos la fiebre se podría mantener de forma indefinida agotando la vitalidad del paciente, por lo que es mejor disminuirla. Sin embargo, ¿por qué quitar la fiebre en procesos de causa reconocida como una gastroenteritis, un resfriado o una gripe? Sabemos que son procesos autolimitados en el tiempo, que nuestro organismo y su sistema inmunitario podrá resolver en pocos días en la gran mayoría de los casos. Sabemos que el aumento de temperatura que se da durante un proceso febril dificulta la capacidad de replicación bacteriana y vírica, además de potenciar nuestro sistema inmunitario. ¿Por qué eliminar un mecanismo natural que favorece este proceso de autocuración, de homeostasis?

Imaginemos un país que está sufriendo una invasión por parte de un feroz enemigo; seguramente el gobierno decidiría imponer el estado de alarma para que el país entero colabore en restablecer la normalidad, no fiará toda la seguridad del país a la acción específica de un ejército, sino que implicará, por muy incómodo y duro que resulte, al resto de la sociedad, suspendiendo la vida cotidiana, posponiendo proyectos no vitales y, en definitiva, aunando esfuerzos en una sola dirección, la autodefensa.

Lo que sería ilógico en esta situación de guerra es que la movilización se limitara únicamente al sistema defensivo para que el resto del país siguiera actuando como si no pasara nada, ni una incomodidad, ni un sacrificio.

Cuando una persona tiene fiebre, su organismo ha decretado un estado de alarma para la autodefensa. Suprimir esa fiebre implica someter al organismo a un estado de incoherencia; tiene una infección, pero sin embargo le reducimos su capacidad de combatirla, por el hecho de que parte de este mecanismo es molesto y nos impide seguir con nuestra vida de forma normal.

Eliminar esta fiebre tiene varios efectos negativos:

1. Sobre todo en la infancia, impedimos que el organismo aprenda a emplear a fondo su sistema defensivo contra cualquier enemigo, lo que es crucial para afrontar futuros problemas de mayor gravedad.
2. Aumenta la probabilidad de que una infección se convierta en un proceso más grave (que un catarro o una gripe evolucione a una neumonía).
3. Si una persona tiene un proceso vírico, si baja la fiebre con antitérmicos es muy probable que rápidamente tenga una sensación de que se encuentra mejor y seguramente optará por ir a trabajar o ir al colegio, con lo cual favorecerá el contagio a otras personas. Un estudio de la universidad canadiense McMaster determinó en el año 2014 que la utilización sistemática de antitérmicos aumentaba en un 5 % el número de contagios.

4. La fiebre, aunque incomode, estimula otros procesos autocurativos y ayuda a resolver otras dolencias previas que estaban en estado crónico.

Este último punto nos interesa especialmente a los fisioterapeutas, ya que en ocasiones, un proceso febril de origen vírico se aprovecha para mejorar algunas dolencias músculo-esqueléticas. (Durante la fiebre se exacerban los dolores reflejos, sobre todo del hígado, del sistema circulatorio y del riñón, que luego mejoran cuando el proceso febril termina).

Un ejemplo de esto fue Jorge, un paciente de treinta y cinco años con molestias lumbares desde hacía varios años, pero, sobre todo aquejado hace un año de dolor constante en la cara interna de ambas rodillas en reposo. La RMN es normal y se le diagnostica tendinitis de la pata de ganso y es tratado con AINES sin ninguna mejoría.

Como ya se indicó en el capítulo de los reflejos víscero-emocionales, ese dolor puede deberse a un reflejo de la próstata, que además suele ir acompañado de problemas de la 4.ª y 5.ª vértebras lumbares con dolor al lado derecho, y a veces de algún síntoma prostático (en este caso, molestias en el periné al conducir más de dos horas). Por lo que pauté un tratamiento de fitoterapia, cambios nutricionales, y hacer algo de ejercicio para estimular la circulación en la zona.

Días más tarde, el paciente me llama preguntándome si puede posponer el tratamiento de fitoterapia ya que se ha despertado con gripe. Yo le dije que por supuesto podía posponerlo, pero que sería muy interesante que si tuviera fiebre no la reprimiese. El paciente acudió a la revisión quince días después de la primera sesión y me manifestó que todavía no había empezado el tratamiento de hierbas porque después de los cuatro o cinco días que estuvo enfermo con la gripe, el dolor de las rodillas había remitido completamente y se encontraba mucho más flexible de la zona lumbar. Manifestó que durante la gripe, tuvo fiebre bastante alta, de 39,5, con un fuerte dolor en la zona lumbar baja, en los glúteos, rodillas, dolor de cabeza, pero aguantó sin tomar nada y cuando se empezó a recuperar del proceso febril, se dio cuenta de que no le molestaban absolutamente nada las rodillas, un dolor con el que llevaba cerca de un año y por primera vez estaba varios días sin él.

No puede haber mejor herramienta curativa que un buen reposo físico cuando hace falta, tomando únicamente líquidos y un organismo con toda su energía concentrada en recuperar la homeostasis perdida. La fiebre, además de ayudar a luchar contra la infección, supone una especie de reseteo de nuestro organismo, haciendo énfasis en los órganos con alteraciones funcionales que serán los que más dolor reflejo produzcan durante el proceso febril y los que más se beneficiarán después de éste.

En cualquier caso, siempre se puede hacer que la fiebre sea más llevadera moderándola ligeramente hasta donde el organismo considere que no disminuye su eficacia; poniendo, por ejemplo, calor en los pies (antiguamente se ponían calcetines empapados en vinagre para atraer el calor hacia los pies) y paños fríos en la cabeza y en la cara; así mismo, también se pueden usar remedios homeopáticos, que son rápidos en estos casos.

No quiero cerrar este capítulo sin acordarme de los niños, que estimulan y educan de forma fundamental su sistema defensivo durante la infancia, y de la forma en la que se trata la fiebre en algunos países que no facilita en nada este proceso, (porque, sorprendentemente, hay países como Holanda donde muchos médicos no recetan paracetamol a los niños de forma sistemática, lo que hacen es vigilar la causa-origen de esta fiebre).

La forma con que se trata la fiebre en los niños, a través de antitérmicos, tiene poco que ver con la salud y mucho con el miedo inculcado a los padres por la publicidad de la industria farmacéutica y con la educación excesivamente protectora que reciben los niños, a los que no se los educa en la frustración y en la capacidad de aguantar el mínimo sufrimiento, sobre todo en lo que concierne a la enfermedad.

▶ VÍDEO: www.fisioterapia-global.com/29

X

IMPORTANCIA DE LA NUTRICIÓN

Que los alimentos sean tu medicina, y tu medicina sea tu alimentación.

(HIPÓCRATES)

Desde Hipócrates, el llamado padre la medicina, hasta hoy en día, numerosos profesionales de la medicina y de la nutrición, han investigado y comprobado, cómo efectivamente los alimentos pueden ser nuestro mejor aliado a la hora de buscar el ansiado equilibrio físico, incluso psicológico.

En el campo de la oncología, se reconoce que la dieta que ha seguido el individuo durante su vida tiene alguna relación hasta en un 80 % de los procesos cancerígenos.

El oncólogo e investigador Salvador Macip afirma que un 30 % de los procesos cancerígenos evolucionan de forma notable y positiva hacia su curación gracias a los cuidados nutricionales. Si la dieta influye en algo tan importante como el sistema inmunitario y el cáncer, ¿cómo no va a hacerlo de forma decisiva sobre el sistema músculo-esquelético?

Hay otras muchas enfermedades cuyo tratamiento es en buena parte (o debiera de ser) el cambio de hábitos nutricionales, como la diabetes, sobre todo la de tipo II, dislipemias, procesos artríticos por ácido úrico, algún problema de piel, faringitis y amigdalitis crónicas, bronquitis y bronquiolitis en edad infantil y, por supuesto, en numerosas patologías digestivas.

La mayoría de los sanitarios que trabajan este campo del dolor músculo-esquelético (traumatólogos, fisioterapeutas, osteópatas...)

piensan que la influencia de la nutrición sobre nuestros músculos y articulaciones se enmarca en la nutrición de los propios tejidos, pero, realmente, la influencia más rápida, intensa y decisiva es a través de la relación entre nuestros órganos y el sistema músculo-esquelético (y, desde luego, órganos como el estómago, páncreas, hígado y vesícula, intestino, riñón… están influidos por la dieta).

Por otra parte, tengo que señalar que como fisioterapeuta no me puedo considerar experto en nutrición, simplemente aplico consejos y estudios de grandes profesionales en este terreno como Linus Paulin, la doctora Kousmine, Jean Seignalet, Guillian Mckeith o los españoles Felipe Hernández o Cala H. Cervera, autores que aconsejo que sean estudiados por los fisioterapeutas que quieran complementar su gama terapéutica con nutriterapia.

Trataré de exponer cómo la nutriterapia, según mi experiencia, puede conseguir cambios espectaculares en algunas patologías músculo-esqueléticas, y estoy en condiciones de afirmar que mis éxitos más rotundos, e incluso sorprendentes, han venido de la mano de la aplicación conjunta de los cuidados dietéticos y las plantas medicinales.

NUTRICIÓN Y PROBLEMAS MUSCULARES-ARTICULARES

Todos nuestros órganos se benefician de una correcta nutrición, pero algunos como el riñón, el hígado, el sistema circulatorio y el estómago responden positivamente de forma rápida, contribuyendo a que un reflejo doloroso de estos órganos sobre el sistema muscular y articular desaparezca por completo.

Es decir, cuando tenemos un dolor de espalda y tenemos la certeza de que su origen está en un desarreglo visceral, incluso aunque éste sea de origen emocional, o por estrés, realizar una serie de cuidados dietéticos es fundamental para que ese desarreglo visceral se equilibre y deje de repercutir en alguna zona de nuestra «carrocería».

A continuación, voy a exponer algunos consejos de utilidad que contribuyen a mitigar, incluso eliminar, muchas dolencias del sistema músculo-esquelético y, cómo no, del sistema digestivo.

— Los mismos alimentos producen efectos diferentes en cada persona, esto lo ha estudiado bien Peter J. D'Adamo, y aconsejo al lector interesado que consulte la bibliografía de este autor sobre la nutrición y los grupos sanguíneos.

— Sin embargo, se puede asegurar que los hidratos de carbono de absorción rápida (dulces, harinas refinadas) son muy perjudiciales para todo el mundo, especialmente para el grupo sanguíneo 0.

También la leche es uno de esos alimentos perjudiciales para gran parte de la población. Aconsejo al lector consultar sobre este tema, al final de este capítulo, y que contraste estas informaciones con otros autores fuera del círculo oficial de la medicina, todavía muy anquilosado y mediatizado en este tema.

Una parte importante de la población consume un exceso de proteínas de origen animal. Es sorprendente la mejoría que notan muchas personas cuando suprimen unos pocos días (de 4-5 días a varias semanas) toda la proteína de origen animal (carne, pescados, huevos, lácteos…).

Esto es especialmente recomendable en personas del grupo sanguíneo A, y en problemas de espalda derivados del riñón, el intestino delgado, el hígado, el sistema circulatorio…

— En problemas derivados del estrés es aconsejable proteger, en primer lugar, el hígado, eliminando café, embutidos, lácteos, chocolate, naranjas, mandarinas y dulces.

— También aconsejo facilitar el proceso digestivo, intentando no mezclar en lo posible las proteínas animales con los hidratos de carbono; es decir, mezclando siempre las proteínas de origen animal (suelen ser segundos platos) con un primer plato únicamente a base de verdura, y siempre comiendo la fruta entre horas, nunca de postre.

— La cantidad también importa, y más hoy en día, que comemos más por placer que por cualquier cosa, pero me parece absurdo ir al otro extremo y contabilizar los gramos de comida que ingerimos.

— Mucha cantidad de tomate, concentrado en pocos días, puede sobrecargar la función renal, sobre todo en personas de más de cincuenta años, provocando procesos artríticos por ácido oxálico en los tobillos y pies.

— A lo largo del libro he comentado los perjuicios del café en aquellos problemas músculo-esqueléticos derivados del estómago, el riñón y el hígado.

Sospecha que el café te hace daño cuando al quitarlo se desencadena dolor de cabeza, y en aquellas situaciones donde tu cuerpo «te pide café», como si fuese una droga (suele pasar en situaciones de estrés prolongado).

▶ VÍDEO: www.fisioterapia-global.com/30

A continuación, puedes consultar información sobre los diferentes grupos de alimentos.

ALGUNOS DATOS SOBRE LOS NUTRIENTES DE ORIGEN ANIMAL

Como norma general podemos afirmar que todos los productos de origen animal tienen como característica general que son ricos en proteínas de alta calidad (calidad en cuanto a la abundancia de aminoácidos esenciales).

Un médico endocrino o un nutricionista convencional harán un especial hincapié en recomendar el consumo diario de proteína animal, carnes, pescados, huevos, lácteos…

Esta recomendación tiene poco sentido hoy en día, cuando la mayor parte da la población consume proteína en exceso, en muchas ocasiones el consumo es superior al 50 % del total de la dieta. Por otro lado, hay que tener en cuenta que entre el 12 y el 15 % del total de la dieta de consumo proteico recomendado por la OMS puede cubrirse con el consumo de legumbres, sobre todo si se mezclan con arroz integral o pan integral, espárragos, espinacas, setas y soja (esta última con una cadena de aminoácidos tan completa como la carne, pero sin sus inconvenientes).

Si nos fijáramos en los consejos de investigadores más avanzados, veríamos que difieren notablemente de la versión oficial o tradicional. Autores como Seignalet, Kousmine o Burguer promueven que buena parte del consumo proteico tenga origen vegetal, pero permiten la posibilidad de comer carne una o dos veces a la semana, siempre que esté poco hecha y sea de origen biológico.

Otros autores como Harvey y Marilyn Diamond son más radicales y recomiendan una dieta ausente de carnes, pescados y lácteos, permitiendo el consumo de huevos moderadamente, de uno a tres a la semana.

Peter J. D'Adamo, en su libro *Los grupos sanguíneos y la alimentación,* señala un matiz especial, indicando que las personas del grupo 0 son las que mejor están adaptadas al consumo de proteína animal, hasta cuatro o cinco raciones de carne a la semana, aunque yo puntualizaría que no es lo mismo una persona grupo 0 que hace ejercicio físico y no tiene estrés que una persona del grupo 0 sedentaria y estresada.

En el campo concreto de los problemas músculo-esqueléticos en los que yo tengo experiencia, puedo afirmar que, suprimiendo totalmente durante un tiempo la proteína de origen animal, buena parte de estos problemas mejoran, a veces de forma espectacular.

LA CARNE

En el caso de la carne, especialmente la roja, todos los investigadores en nutrición ortomolecular coinciden en que tiene graves inconvenientes:

— Los deshechos del metabolismo proteico (compuestos nitrogenados) sobrecargan los emuntorios y provocan acidez metabólica, obligando al hígado y riñón a hacer un sobreesfuerzo depurativo para mantener el equilibrio homeostático.

— Cuando este equilibrio fracasa (por edad, estrés, medicamentos, exceso prolongado de proteínas animales, falta de ejercicio…), es muy frecuente la acumulación de toxinas cristalizadas, como oxalatos y ácido úrico, en el tejido conjuntivo, especialmente en articulaciones como el hombro derecho (más en personas de mediana edad) o en los tobillos y articulaciones del pie (en personas de edad más avanzada y con problemas circulatorios de retorno).

— La carne favorece la proliferación de flora intestinal putrefactiva, dando lugar a aminos tóxicos (cadaverina, putrescina, mercaptán), que junto con los nitritos forman las nitrosaminas, (sobradamente conocidas por su capacidad cancerígena). Es especialmente nociva la carne asada, a la brasa y en general cocinada a altas temperaturas.

— Son muy ricas en grasas saturadas; la OMS recomienda que estas grasas no excedan del 30 % de todas las grasas de la dieta (alto riesgo cardiovascular) y mejor aún que se disminuyan lo máximo posible.

— Tienen restos de medicamentos utilizado durante la crianza. Los más frecuentes son:

1. Antibióticos: Se administran de forma sistemática en grupos de aves y ganado, con el objetivo de reducir al mínimo el número de bajas. (Yo mismo he observado la ligereza con la que se aplican antibióticos en una granja de un paciente).
2. Hormonas y esteroides anabolizantes, que están prohibidos en algunos países y bajo control en otros. Da igual, también está prohibido en deportistas de élite…
3. Antitiroideos: Destinados a aumentar el peso del animal.

Un paciente asiduo a mi consulta y dueño de una granja de cerdos me confesó en una ocasión que él y otros ganaderos, para abaratar el proceso de producción, daban de comer a los animales junto con el pienso, helados, pizza, bollería… de los productos caducados y retirados de la venta de grandes supermercados, obtenidos a precio muy reducido.

Sobre la carne son numerosos los estudios que respaldan lo dicho anteriormente; unos ejemplos:

— La universidad de Harvard, realizó un estudio que demuestra que los varones que consumen carne roja más de cinco veces a la semana multiplican por cuatro el riesgo de padecer cáncer de colon.

— Otro estudio realizado en Oslo por el Instituto de Investigación Epidemiológica Montadille concluye que las mujeres que comen carne cinco veces por semana tienen un riesgo dos veces y medio superior de padecer cáncer de mama que las que la comen dos veces o menos.

— Los nutricionistas tradicionales alegan que la carne aporta la proteína más completa y que es la principal fuente de vitamina B12.

La primera alegación es cierta, pero deberíamos concretar su relevancia. En primer lugar, la cantidad de proteína total que debemos consumir no está tan clara.

El doctor Schereider, a partir de investigaciones del Instituto Max Planck de fisiología de la nutrición de Dortmund, aconseja no superar los 0,57 g por kg de peso.

Otras fuentes como la Food and Nutrition Board Of The National Academi Of Sciencies (EE. UU.) aconseja 0,47 g por kg de peso.

Arthur C. Guyton ofrece pruebas sobre la capacidad del organismo para almacenar aminoácidos y reciclar hasta el 70 % de los deshechos proteicos, para afrontar así etapas de escasez, ya que el ser humano lleva cientos de miles de años perfeccionado mecanismos metabólicos para adaptarse a la escasez.

A lo que estamos muy mal adaptados es al exceso de todo tipo de alimentos (sobre todo de origen animal).

En segundo lugar, esa cantidad de aminoácidos se consigue fácilmente en alimentos de tipo vegetal, cereales y frutos secos, convenientemente mezclados.

En cuanto a la vitamina B12, hay varios argumentos que aportan Harvey y Marilyn Diamond en su libro *La antidieta* (pág. 140), un ejemplo: «¿Ee dónde saca la B12 el ganado que nos proporciona la carne rica en vitamina B12?».

PESCADO

Tiene como «ventaja» que su proteína es completa, pero sobre todo destaca porque las grasas que contiene son insaturadas y beneficiosas para el hígado y sistema cardiocirculatorio.

Como inconvenientes citaré que, como la carne, si se cocina a altas temperaturas, (parrilla, horno, frituras) se generan las ya citadas nitrosaminas y además su grasa se vuelve saturada.

Los pescados de piscifactorías tienen los mismos inconvenientes que otros animales de granjas de producción intensiva (alimentación, medicamentos...).

En el caso de los mariscos, hay que reseñar que el proceso de descomposición se inicia nada más producirse la muerte del animal, y más rápido que en otras especies. Además, hay que tener muy en cuenta su alta cantidad de ácido úrico y cantidades significativas de colesterol.

Según Scheider, hay que valorar la capacidad alérgena de los mariscos, en el mejor de los casos de forma manifiesta (con lo cual la persona lo rechazará en lo sucesivo) y en otras ocasiones induciendo al aumento de secreción mucosa en el intestino y al deterioro de éste.

LECHE

El caso de la leche es el más claro exponente del abismo existente entre la nutrición tradicional y la nutriterapia ortomolecular, a mi modo de ver, más avanzada.

Es indudable que se trata de un alimento completo, el ideal para un ternero recién nacido, como lo es la leche materna humana para un bebé, pero, sin embargo, somos un caso único; cuando abandonamos la lactancia materna, muchos continúan consumiendo leche de otro animal el resto de su vida. Somos el único mamífero en la naturaleza (junto con algún animal doméstico) que tiene esta costumbre.

Si la leche es tan imprescindible en la dieta, ¿por qué hay tantos millones de personas en el mundo de diferentes culturas que nunca la han probado (sobre todo en Asia, África y en algunos lugares de Sudamérica) y viven sin ningún problema? Incluso padecen niveles de osteoporosis muy inferiores. He comprobado en innumerables ocasiones que cuando se suprimen los lácteos, muchas disfunciones rebeldes desaparecen (acidez, indigestión, estreñimiento, diarrea, bronquitis y todos los procesos que cursan con mucosidad en los niños).

A continuación expondré algunas razones de diversos expertos, como Felipe Hernández Ramos, que justifican la mejoría de la salud, al retirar la leche:

PROBLEMAS CON LA PROTEÍNA DE LA LECHE

La proteína de la leche animal pasa al intestino delgado digerida de forma parcial, debido a que la propia leche neutraliza los ácidos gástricos necesarios para su disgregación. Este problema se complica en la edad adulta, ya que, con el paso del tiempo, los niveles de renina gástrica, la enzima necesaria para la ruptura de las moléculas de caseína, disminuyen considerablemente.

El resultado es la absorción de estos fragmentos procedentes de la hidrólisis parcial de la caseína, que puede provocar lo que el profesor Seignalet denomina «patologías de eliminación» (asma, bronquitis, eczemas, rinitis, afecciones ORL, colitis, etc.) o, por otro lado, «patologías autoinmunes», estas últimas provocadas por el comportamiento alergénico de estos péptidos. El doctor Gauvin, del Instituto de Medicina Medioambiental de París, relacionó directamente las enfermedades de garganta, nariz y oídos con el consumo de lácteos.

PROBLEMAS CON LA GRASA DE LA LECHE

La leche y sus derivados contienen ácido araquidónico, precursor de prostanglandinas PGE2, mediadoras de los procesos inflamatorios y alérgicos.

PROBLEMAS CON SU AZÚCAR, LA LACTOSA

En la edad adulta, es muy frecuente la insuficiencia de lactasa y, como consecuencia, la lactosa no hidrolizada se acumula en el intestino grueso, provocando fermentaciones y putrefacciones. La lactosa, además, aumenta las reacciones alérgicas provocadas por las caseínas.

PROBLEMAS CON EL CALCIO

Es fácilmente constatable que las sociedades donde más leche se consume tienen niveles de osteoporosis más elevados, y que las vacas producen leche con mucho calcio y sin embargo sólo comen «verduras». No debemos olvidar que nos nutrimos de lo que asimilamos y no de lo que comemos.

La leche no es nada buena para nuestros huesos por dos motivos:

1. La leche provoca un aumento de la acidez metabólica, lo que a largo plazo obliga al organismo a recurrir a minerales del hueso para regular el pH.

2. La asimilación de calcio es favorable cuando se ingiere en proporción de 2:1 con respecto al fósforo y al magnesio, y los lácteos presentan niveles demasiado altos de fósforo y demasiado bajos de magnesio.

Este calcio mal asimilado obliga al organismo a un esfuerzo de eliminación que no siempre es eficaz y acaba generando otros problemas.

Para terminar, sólo mencionaré algunos estudios científicos sobre la leche que Felipe Hernández destaca en su libro *Que tus alimentos sean tu medicina*:

— En un amplio estudio realizado en la Universidad de Bergen (Noruega) durante once años y medio, se observó que quienes consumen dos o más vasos de leche de vaca diariamente presentan un riesgo tres o cuatro veces mayor de padecer linfomas que los que beben menos de un vaso al día. (Ursin, G. *et al.*, «Milk consumption and cancer incidence: a Norwegian prospective study», *Br.J.Cancer,* 61:456-459, 1990).

— En un estudio realizado en el Instituto Roswell Park de Buffalo (Nueva York) se comprobó que las mujeres que beben más de un vaso de leche entera al día tienen un riesgo de padecer cáncer de ovario tres veces superior a las que no la toman nunca. (Mettlin, C. J.; Piver, M. S., «A case-control study of milk-drinking and ovarian cancer risk», *Am.J:Epidemiol,* 132:871-876, 1990).

— En el Instituto de Investigación Neri de Milán se ha llegado a la conclusión de que el consumo habitual de leche entera o desnatada aumenta el riesgo de padecer cáncer de próstata. (Lavecchia, C. *et al.,* «Dairy products and de risk of prostatic cancer», *Oncology,* 48:406-410, 1991).

— Un estudio de antropología publicado en varios medios de comunicación en el año 2009 (Joaquín Burgos, Melinda Zeder) analizaba cómo el consumo de leche apenas tiene una antigüedad de entre 7 000 y 8 000 años —en España, unos 3 000 años—, es decir, un suspiro dentro de la evolución del hombre. Venía a concluir que, por ejemplo en España, entre el 50 y el 60 % de la población no estaba adaptada genéticamente al consumo de un alimento de implantación tan reciente.

LOS HUEVOS

Casi todos los autores en nutrición ortomolecular coinciden en recomendar comer dos o tres huevos a la semana:

— Contienen el animograma más completo que se conoce y cantidades importantes de vitamina B12, hasta el punto de que, junto con los alimentos de origen vegetal, consiguen que el resto de los alimentos de origen animal sea totalmente prescindible.
— Por supuesto, si son de origen biológico mucho mejor.
— Solo P. D'Adamo recomienda limitarlos de forma importante en el grupo sanguíneo 0.

LOS LÍPIDOS

De los lípidos hay que decir que son de los componentes alimenticios más estudiados en cuanto a nuestra salud.

De todas las grasas que ingerimos destacan dos tipos por factores contrapuestos:

1. Los de alto contenido en ácidos grasos saturados:

No deben sobrepasar el 30 % de la grasa de nuestra dieta. Están presentes, sobre todo, en alimentos de origen animal como las carnes (sobre todo la roja), los huevos y los lácteos; también en algún vegetal, como el aceite de coco, de palma, y en toda la grasa vegetal que esté parcial o totalmente hidrogenada.

Una persona con una dieta variada, aunque no coma mucha carne, huevos y lácteos, obtiene sin ningún problema cantidad de grasas saturadas de otros alimentos.

Los peligros del exceso de grasa saturada son: aumento del riesgo de problemas cardiovasculares, así como propensión a procesos inflamatorios, alérgicos y autoinmunes.

2. Los de alto contenido en ácidos grasos insaturados:

Son especialmente importantes los llamados ácidos grasos esenciales, porque sólo se obtienen de la dieta, como son:

Linoleico (omega 6): Ácido graso poliinsaturado, que se transforma en gamma linolénico y está en la prostaglandina PG1.

Se encuentra en: Girasol, nueces, sésamo, semilla de calabaza, cacahuete, almendras, aceite de oliva, aceite de lino, arroz integral, aceite de onagra y borraja.

Linolénico (omega 3): Ácido graso poliinsaturado, que se transforma en alpha linolénico y en la prostaglandina PG3. Funciones: Son potentes antiinflamatorios, facilitan la movilización de toxinas hacia el riñón y pulmón. Previenen la arterioesclerosis.

Se encuentra en: Salmón, atún, sardina, trucha, aceite de lino, semillas de calabaza.

Síntomas carenciales de ácidos grasos poliinsaturados:

— Piel seca, dermatitis.
— HTA.
— Hormigueos en piernas y brazos.
— Deterioro visual.
— Síndrome premenstrual.
— Inflamaciones.
— Hipercolesterolemia.
— Alergias.

Recuerda que estos ácidos grasos poliinsaturados son fundamentales para evitar procesos importantes para un terapeuta manual, como inflamaciones descontroladas y procesos autoinmunes.

Algunos consejos respecto a los lípidos:

1. El exceso de proteína animal es perjudicial respecto a su tipo de grasa.
2. Usar aceite de primera prensión en frío y sólo extraído mediante procedimientos mecánicos.
3. Evitar la exposición al calor, luz y aire, para evitar que se transformen en ácidos grasos saturados.

4. Se puede mezclar oliva y girasol a razón de 2 a 1, más una pequeña cantidad (1 cucharada de postre al día) de aceite de lino (no usar para cocinar).
5. Usar para frituras sólo el de oliva.
6. Nunca usar aceites vegetales hidrogenados.

LOS HIDRATOS DE CARBONO

Los hidratos de carbono junto con los lácteos son probablemente el grupo de alimentos con el que más nos engaña la industria alimentaria.

Hace pocos años pudimos ver cómo se hizo una campaña para promover el consumo de azúcar, cuando es sabido que es uno de los alimentos más dañinos para nuestra salud y constantemente nos bombardean con publicidad de diferentes galletas, bollerías, bebidas refrescantes, etc., con la excusa de que nos aportan energía.

En la práctica, los hidratos de carbono se suelen dividir en dos grupos, los de absorción rápida y los de absorción lenta, pero me parece todavía más didáctico dividirlos en:

1. Hidratos de carbono procesados y manipulados por el hombre.
2. Hidratos de carbono naturales.

1. Hidratos de carbono procesados y manipulados por el hombre.

En este primer grupo están todos los productos que contienen azúcar en cantidad significativa (bebidas lácteas, postres lácteos, helados, bebidas de cola, refrescos, la mayoría de zumos embotellados, cereales de desayuno para los niños). Toda la bollería y galletas a base de harinas refinadas, que se absorben rápidamente, y que además siempre están edulcoradas, incluyendo la repostería casera, cuya única ventaja respecto a la de origen industrial es la menor presencia de químicos, y que suele utilizarse el aceite de oliva en vez de grasas saturadas, que son más baratas.

A esto hay que añadir todo tipo de chucherías, patatas fritas, etc. También situaríamos en este grupo todos los cereales refinados como el arroz blanco, el pan blanco y la pasta hecha con harina refinada.

Todos estos hidratos de carbono son de absorción rápida, son alimentos que el ser humano no ha consumido nunca hasta hace pocos siglos, incluso décadas y jamás ocupando el porcentaje en la dieta que hoy ocupan. Muchos expertos en nutrición que ya he citado ni los contemplan como alimentos.

2. Hidratos de carbono naturales

Algunos de absorción rápida pero no tanto como los anteriores, como las frutas, frutas secas, patata (la patata frita, según Montignac, se comporta como del grupo 1). El resto son de absorción lenta como las legumbres, arroz integral, verduras y hortalizas, cereales integrales.

Lamentablemente, al ciudadano le llega una información confusa e incluso errónea por parte de médicos, medios de comunicación, etc., sobre las diferencias de calidad de los alimentos del segundo grupo respecto del primero. Son muchas las ventajas que ofrecen los hidratos de carbono de absorción lenta; además, y por encima de todo, son los glúcidos de los que se ha alimentado el ser humano desde el inicio de la especie.

Hace pocos años leí una entrevista a un endocrinólogo en un periódico de tirada nacional en la que hablaba de la necesidad de disminuir temporalmente la ingesta calórica después de las fiestas navideñas. Puso como ejemplo que «durante el mes de enero, en vez de echarnos cuatro cazos de lentejas, mejor dos». Esta lamentable recomendación (podía haber aconsejado disminuir otros alimentos que sí son perjudiciales y de consumo cotidiano) expresa muy bien la visión de muchos médicos respecto de la nutrición, una visión que otorga una excesiva importancia a lo cuantitativo y no a lo cualitativo.

XI

ALTERACIÓN DE LA POSTURA CORPORAL DEBIDO AL ESTRÉS

Mente sana en cuerpo sano.
(JUVENAL)

Frecuentemente, para analizar los problemas músculo-esqueléticos asociados a una alteración postural, nos quedamos (incluidos los profesionales) en un análisis demasiado superficial, análisis de causa-efecto inmediato.

No hay duda de que las malas posturas y gestos repetitivos, mantenidos en el tiempo, son una agresión para nuestra espalda, pero con frecuencia me encuentro con pacientes ansiosos por encontrar causas externas aunque sean mínimas (el leve peso de su bolso, una hora al ordenador, tener en brazos a su hijo recién nacido…) para intentar justificar su dolor de espalda, en vez de preguntarse qué le pasa a su cuerpo para que no aguante pequeñas sobrecargas.

Yo mismo he justificado la dorsalgia interescapular derecha que padecí durante años por la postura ligeramente inclinada al trabajar con los pacientes sobre la camilla, simplemente por el hecho de que me dolía más cuando adoptaba esa postura durante un tiempo continuado. Era mucho más sencillo echar la culpa a mi posición trabajando, que reconocer un estado de crispación constante y una pésima alimentación, que alteraban mi hígado y provocaban contracturas constantes en esa zona de la espalda.

Hoy en día soy unos años más viejo, y aunque trabajo las mismas horas ya no me duele. Por eso es importante en cada problema **distinguir el ¿cuándo te duele? del ¿por qué te duele?**

Habitualmente, se justifican muchos problemas por factores traumáticos o microtraumáticos, que son puramente desencadenantes pero no causales.

En otras ocasiones, simplemente caemos en el absurdo, al justificar un dolor de espalda de un niño por llevar veinte minutos al día una mochila sobrecargada...

Probablemente, esta forma simplista de analizar los factores causales provenga de la necesidad de obtener una respuesta rápida y sencilla a la pregunta de ¿por qué?

Además, es duro asumir que tal vez a un niño le duele la espalda porque pasa doce horas al día sentado, porque está sobrecargado, por las presiones de su entorno, tal vez angustiado por algún problema; desde luego es mucho más fácil echar la culpa a la mochila. Con esto no quiero decir que «las malas posturas» y factores traumáticos no estén detrás de muchos problemas de espalda, pero creo que se alude a estos factores con demasiada frecuencia y ligereza.

EL ESTRÉS MODIFICA LA POSTURA

Además de las malas posturas que la vida cotidiana nos obliga a adoptar, hay otros factores que alteran nuestra postura y son el origen de muchas dolencias musculares y articulares.

Estos otros factores son:

I. Falta de ejercicio y excesivo sedentarismo

Muchas personas pasan más de 10 y 12 horas sentadas en el trabajo, en el coche, el sofá... Algunos estudios calculan que hace ochenta años, una persona andaba de media 18 km diarios, mientras que hoy en día muchos no superan los 500 m.

Peor aún les sucede a los niños. Nunca en los últimos cientos de miles de años los niños han pasado tanto tiempo sentados.

De bebés en la silla de paseo, en la silla del coche, en las sillas adaptadas para casa; más tarde pasan horas sentados en el colegio, en clases extraescolares, en el ordenador, la TV, e incluso van al colegio en coche o en autobús.

Nuestro organismo ha evolucionado durante milenios para poder correr, atacar o huir, trepar, trabajar la tierra, etc., y, sin embargo, en los últimos cincuenta años esto ha cambiado drásticamente, y sin duda este exceso de sedentarismo es un caldo de cultivo apropiado para generar problemas de espalda, ya que atrofia nuestra musculatura provocando que posteriormente cualquier esfuerzo sea motivo suficiente al cual culpar de un dolor de espalda.

Esto tiene su repercusión en la consulta:

Muchos agricultores jóvenes se quejan de dolor lumbar cuando hacen labores que obligan a una flexión de tronco aunque sea durante poco tiempo y, sin embargo, se observa cómo personas mucho mayores, incluso ancianos que han llevado siempre una vida activa, colaboran con algunas horas de trabajo y las aguantan sin ningún tipo de dolor.

Aparte de factores puramente físicos, no hay que olvidar que el ejercicio físico es una excelente forma de neutralizar el estrés acumulado.

II. El biotipo

Cada persona tiene una **forma corporal marcada genéticamente** y esto determina un tipo de musculatura y la forma de nuestra columna. En este sentido, las personas altas, delgadas y de estructura más estrecha, tienen una columna más inestable, y más susceptible de alterarse ante el sedentarismo, y la falta de ejercicio.

También suele coincidir que estas personas son más nerviosas externa e internamente, y el estrés les provocará más perjuicios a todos los niveles, también a nivel músculo-esquelético.

III. El estrés

Cualquier persona estresada o con un conflicto emocional mantenido en el tiempo acaba con un nivel de energía superficial y, lo que es más importante, de energía profunda disminuida. Es decir, el resultado final del estrés es el agotamiento.

Su organismo y su cuerpo están cansados más allá de lo que la persona manifiesta conscientemente.

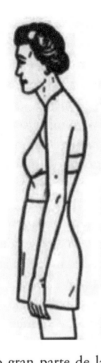

Vemos que la consecuencia postural es similar a la del individuo inactivo sedentario y pasivo. Esta postura también manifiesta una debilidad del riñón, desde el punto de vista de la medicina china, como el órgano donde reside nuestra reserva de energía, como si de una batería se tratase (*véase* el capítulo «Riñón-vejiga»).

El cuerpo tiende a plegarse con los hombros caídos hacia adelante como si buscara con ese repliegue aislarse del entorno.

Pero la adopción de esta postura, aun siendo la que más visiblemente se aprecia, no es la única forma en la que nuestro cuerpo se altera a consecuencia del estrés...

Desde hace muchos años he observado como gran parte de la población, adultos y jóvenes, incluso niños, tienden a deformarse todos de una forma bastante similar; no hay más que fijarse un poco para darse cuenta de que muchas personas, con problemas de espalda o sin ellos, tienen el hombro derecho más caído, y la cabeza ligeramente ladeada a la derecha. Y si buscamos a la altura de la pelvis, a nivel de las crestas ilíacas, observaremos como la derecha tenderá a estar más baja y, sin embargo, al observar a la persona tumbada boca arriba, veremos la pierna derecha más larga.

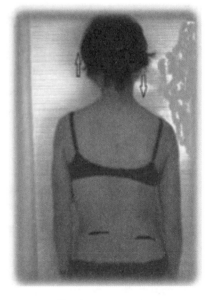

Se trata en realidad de una pequeña escoliosis en ocasiones muy sutil y frecuentemente asintomática. Un fisioterapeuta bien formado, además podrá observar otros muchos detalles que para el profano le serán imperceptibles, por ejemplo, podrá observar cómo el tronco está ligeramente girado hacia la derecha y la pelvis a la izquierda, como se aprecia en el dibujo de la visión aérea de una persona.

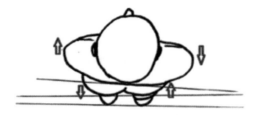

Esta alteración postural encierra un pequeño misterio, ¿por qué se da esta alteración postural en una parte importante de la población?

Hace unos años realicé un estudio para intentar valorar qué porcentaje de los niños «sanos» de varios colegios tenían esta misma exploración.

De 104 niños explorados 21 (20 %) coincidían exactamente con la exploración que buscaba.

Pensé que debía de haber algún motivo oculto que produjese esa alteración en el esqueleto de niños que todavía no han trabajado, ni han tenido accidentes, ni han practicado deportes asimétricos durante años que justifiquen una alteración postural común a todos ellos.

Con el paso del tiempo fui observando que esta alteración postural también se apreciaba con frecuencia en adultos, mucho más aún en los pacientes que acudían a mi consulta con dolor de espalda, siendo común a todos ellos un alto nivel de estrés.

Alentado por estos descubrimientos, comencé un estudio que intentase relacionar los diferentes niveles de estrés y la adopción del desequilibrio esquelético anteriormente descrito.

Para ello, los pacientes rellenaban un test psicológico que mide los niveles de ansiedad y de estrés.

Comparé dos grupos de personas:

— El primero eran personas que busqué al azar sin que tuvieran un problema de espalda concreto. A pesar de ello, el 40 % presentaba la alteración postural descrita.

— El segundo grupo eran los pacientes que acuden a mi consulta con problemas de espalda (sobre todo con problemas como los que cito al final del capítulo: hernia discal. L5-S1 al lado izquierdo, lumbociáticas izquierdas, mareos y vértigos...). El 95 % presentaba la alteración postural descrita anteriormente.

En ambos grupos había una clarísima relación entre una puntuación alta en el test de medición de estrés con la adopción involuntaria de esta postura.

De este estudio, y de la posterior observación diaria hecha en más de tres mil pacientes con diferentes dolencias, he sacado varias conclusiones:

1. **El estrés** no sólo provoca alteraciones viscerales y sus dolores reflejos indicados en la primera parte del libro, sino que **también acaba por alterar la postura en los tres planos del espacio.** Es decir, no sólo los hombros se doblan hacia adelante, sino que además el cuerpo se retuerce sutilmente como una espiral, con el tronco a la derecha y la pelvis y piernas a la izquierda. A esta actitud postural la denominé con el nombre de **espiral descendente derecha.**

2. **Nuestro organismo no distingue si es el estrés de vida (trabajo, horarios apretados...) o problemas emocionales concretos los que alteran la postura.** Cualquiera de los dos por separado produce similar proceso de repliegue postural, pero más aún se da este proceso si se unen ambos casos, como frecuentemente ocurre hoy en día.

3. **La alteración postural es más marcada si se produce en la infancia y adolescencia,** y es menos manifiesta si se produce durante la etapa adulta.

Aunque deberían hacerse estudios más amplios, yo ya he constatado con la práctica diaria cómo efectivamente el estrés y su alteración energética implícita lleva ineludiblemente al sistema músculo-esquelético a la adopción de una postura de «autorretorcimiento en espiral», como una forma de repliegue emocional.

¿Por qué una espiral?

Desde el punto de vista de un ingeniero y basándose en leyes físicas, se puede afirmar que el caos es la situación de máxima energía; caos, por ejemplo, el que se produce cuando enormes masas de aire frío se mezclan con enormes masas de aire cálido; en el momento en el que impactan hay una situación de máxima energía que progresivamente va disipándose, o transformándose en lo que todos conocemos como un tornado o huracán con su característica forma de espiral.

Durante muchos años he observado como en la naturaleza muchas estructuras adquieren la forma de espiral cuando se estabilizan en una situación de poca energía. Desde niveles microscópicos como el ADN, hasta niveles gigantescos como la espiral de una galaxia en el cosmos; después del *big bang* hace millones de años, hasta nuestros días el universo no ha dejado de expandirse, disipándose la enorme cantidad de energía del momento inicial, y transformándose en sistemas de galaxias que a medida que se van estabilizando que se organizan en espirales similares a otras espirales que existen en la naturaleza.

En definitiva, la adopción de una organización en espiral en cualquier sistema indica una situación de menor energía. Así, el sujeto que adopta una postura en espiral descendente derecha está manifestando un desequilibrio no sólo a nivel muscular, sino más aún a nivel nervioso cuyo resultado final es una situación de menor energía, de repliegue.

Dicho de otra forma, cuando un individuo padece niveles altos de estrés durante prolongado tiempo, realiza un gasto excesivo de energía que, si no lo recupera, acarreará diversas dolencias, también en el plano músculo-esquelético, que tienen como telón de fondo niveles de energía y vitalidad disminuida que conducen a la organización en espiral del sistema muscular.

¿Por qué descendente?

Porque las primeras alteraciones del cuerpo debido al estrés se producen en la postura de la cabeza y parte superior del tronco y posteriormente se alteran la zona lumbar, pelvis y piernas, incluida la pisada de cada pie.

¿Por qué hacia la derecha?

Ésta es una pregunta que me he planteado en numerosas ocasiones. La inercia al principio me llevó a pensar que tendría que ver con el hecho de que la mayoría de los individuos son diestros. Sin embargo, he comprobado que la espiral descendente derecha también la adoptan los zurdos. Es más, el uso cotidiano del brazo derecho para casi todas las labores implica una antepulsión del hombro derecho y una orientación del tronco hacia la izquierda y la pelvis hacia la derecha, esquema contrario al de la espiral descendente derecha.

Durante un tiempo también supuse la influencia que pudiera tener el efecto «Coriolis» (efecto que produce la rotación de la tierra que se aprecia, por ejemplo, sobre las masas líquidas y que es opuesto en el hemisferio norte respecto del hemisferio sur. Así, el remolino que se genera al quitar el tapón de una bañera llena de agua, tiene un sentido opuesto en cada hemisferio terrestre) sobre el cuerpo humano, pero esto implicaría que en el hemisferio sur el tipo de torsión pélvica y la espiral descendente serían las opuestas a los hasta ahora mencionados, y esto no se produce.

Creo que la respuesta más acertada es la que involucra nuestro sistema emocional; más aún si la relación entre la adopción de la espiral descendente derecha y el desequilibrio emocional o energético es cierta.

Tal vez la función diferente de cada hemisferio cerebral pueda entrañar la respuesta. Se podría decir que cada hemisferio tiene su propia personalidad.

El hemisferio izquierdo es el que analiza el entorno de forma racional. Se encarga del lenguaje, la capacidad de análisis, de almacenar y procesar datos. Simultáneamente tiende a controlar, inhibir y filtrar los sentimientos y las emociones. Se mueve cómodo en el terreno de lo tangible, cuantitativo y ponderable, el orden, la disciplina, las normas y protocolos.

El hemisferio derecho se encarga del mundo emocional y sentimental. Procesa todo aquello que percibimos sutilmente y que no es fácil tocar, medir o expresar con palabras, sin ser por ello menos real. Nos otorga la capacidad de interpretar señales, metáforas y de inventar y soñar conceptos e ideas no establecidas. Este hemisferio nos permite interpretar lo cualitativo e intangible. Tiene una visión holística de la realidad, a la que analiza como un conjunto, donde todo está interconectado. Todo esto le da la oportunidad de desarrollar la imaginación, el pensamiento creativo e innovador.

Como afirma Henri Poincaré: «Probamos por medio de la lógica, pero descubrimos por medio de la intuición».

Como vemos a continuación, el hemisferio derecho e izquierdo se ocupan de funciones psicocomportamentales diferentes y en general opuestas y complementarias.

HEMISFERIO IZQUIERDO	HEMISFERIO DERECHO
YANG	YIN
Cuerpo derecho	Cuerpo izquierdo
Consciente	Inconsciente
Lógico	No lógico
Razonable	Imprevisible
Práctico	No práctico
Lineal	Espacial
Noción de tiempo	Intemporalidad
Intelectual	Intuitivo
Masculino	Femenino
Negativo	Positivo
Auditivo	Visual
Miope	Hipermétrope
Convergente	Divergente
Analítico	Sintético
Objetivo	Subjetivo
Activo	Pasivo
Tenso	Relajado
Eufórico	Deprimido
Científico	Artístico
Introvertido	Extrovertido
Argumento	Experiencia
Ácido	Alcalino
Sol	Luna
Día	Noche
Escritura	Olfato
Lectura	Música

Cada persona está predispuesta a estimular y utilizar más un hemisferio cerebral que el otro, en función de factores extrínsecos como la educación y la cultura, y de factores intrínsecos como el carácter. En este sentido, se sabe que los individuos zurdos tienen más facilidad para utilizar su hemisferio derecho. Por ejemplo, en el mundo del futbol se asume que los jugadores zurdos son más artísticos y creativos, y en las facultades de arquitectura y bellas artes la proporción de zurdos es mucho más elevada que en el resto de la población. Se podría considerar, por tanto, que ser zurdo supone una menor tendencia a la espiral descendente derecha por el predominio de las funciones del hemisferio derecho.

Sin embargo, no hay que olvidar que hoy en día la mayoría de las personas del mundo desarrollado, independientemente de su tendencia o lateralidad, estimulan de forma intensa y continua el hemisferio izquierdo; en general, se premian valores que hacen predominar la lógica, lo material, lo práctico, lo productivo y se relega a un segundo plano lo intuitivo, lo emotivo, lo intangible.

Se puede decir que hoy en día vivimos tiranizados por nuestro hemisferio izquierdo, y este hecho puede ser el origen del repliegue postural en forma de espiral descendente derecha.

Sea cual sea el mecanismo neurológico implicado en la espiral descendente derecha, lo que sí se puede constatar es que está en relación con un carácter nervioso que más tarde se torna cansado, con un individuo estresado que acaba claudicando, o con un individuo con diferentes tensiones psicoemocionales que se somatizan de forma genérica con una postura de repliegue en espiral.

Dejo a la imaginación del lector si la postura de Jesucristo en la cruz tiene algún sentido o es pura coincidencia.

Un fisioterapeuta adiestrado apreciaría sin duda las similitudes que se pueden ver en la mayoría de las figuras de Cristo en la cruz más antiguas respecto al individuo con espiral descendente derecha en cuanto al tronco, hombros, cabeza, pelvis y extremidades inferiores.

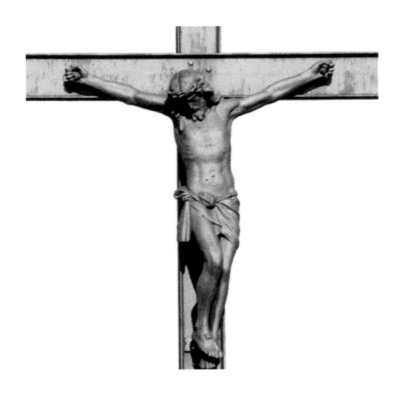

PATOLOGÍAS MÚSCULO-ESQUELÉTICAS RELACIONADAS CON LA ESPIRAL DESCENDENTE DERECHA

Un buen número de patologías del sistema músculo-esquelético se justifican, desde el punto de vista biomecánico, por la presencia de la espiral descendente derecha o actitud de repliegue emocional. Una muestra de estas patologías son las que se muestran a continuación:

— Ciática y lumbalgias con dolor al lado izquierdo.
  Síndrome del piramidal y hernia discal L5-S1 de lateralidad izquierda.
— Artrosis-artritis de cadera hipermóvil o inestable en el lado izquierdo y artrosis-artritis de cadera hipomóvil o anquilosada en el lado derecho.
— *Sgood-schlatter* en la rodilla izquierda (vulgarmente conocido como «crecederas»).

— Condromalacia rotuliana izquierda.

— Cervicalgias, cervicobraquialgias, mareos y cefaleas tensionales.

▶ VÍDEO: www.fisioterapia-global.com/31

CONCLUSIÓN

Nuestra salud y nuestra enfermedad (genética aparte), depende más aún en el ámbito músculo-esquelético de tres pilares:

— Equilibrio físico
— Equilibrio nutricional
— Equilibrio emocional

Y en la capacidad que todos poseemos de mantener la homeostasis.

Esto me lo enseñaron el primer día de mis estudios universitarios y, sin embargo, la mayoría lo olvidamos. Yo mismo, durante demasiados años, me he entregado a una medicina que relega estos conceptos a un segundo plano. Una medicina moderna, especializada en lo tangible y ponderable, cegada por deslumbrantes avances tecnológico-médicos, que sin duda mejoran nuestra calidad de vida, pero que han dejado de lado el intento de entender al hombre en toda su dimensión como parte de la naturaleza de la que forma parte y ha dado la espalda a conocimientos obtenidos durante siglos. Unos conocimientos que a menudo no son tangibles y tienen difícil demostración (¿se puede medir el miedo, la ira…?), pero que son imprescindibles para entender cómo y por qué aparecen numerosas patologías músculo–esqueléticas.

Sin duda alguna, podemos complementar la terapia manual a realizar a un paciente con dolor de espalda contemplando la posibilidad de que en muchas ocasiones este dolor no es más que la expresión de un problema nutricional y, más aún, de un problema emocional que se somatiza a través de nuestros órganos y vísceras en zonas determinadas según cada caso.

Es cierto que esta visión y esta forma de afrontar nuestras dolencias supone un camino «contracorriente», contra los intereses de empresas farmacéuticas, contra el inmovilismo y la rigidez de la medicina oficial, y contra la pereza de una población educada en la comodidad de los remedios inmediatos aunque a medio y largo plazo sean perjudiciales.

Pero esta forma de ver nuestras dolencias tiene la gran recompensa de ofrecer explicaciones y soluciones a pacientes desconcertados por el fracaso de la medicina «oficial» a la que otorgaban toda su fe.

Este camino que no tiene fin empieza por entender que nuestro cuerpo tiene unos códigos de comunicación y una lógica propia, que se expresa de una forma tan incómoda como sincera, tan tozuda como sutil; aprender a descifrar y entender estos códigos, supone empezar a conocernos a nosotros mismos para entender nuestro entorno y a los que nos rodean.

La auténtica revolución consiste en sembrar consciencia.

(JODOROWSKY)

BIBLIOGRAFÍA

RAINVILLE, C.: *La Metamedicina*. Sirio, Málaga, 2009.

DETHLEFSEN, T.: *La Enfermedad como camino*. Debolsillo, Barcelona, 2018.

BERTHERAT, T.: *El cuerpo tiene sus razones*. Paidós, Barcelona, 2018.

BARRAL, J. P.: *Comprender los mensajes de nuestro cuerpo*. Urano, Barcelona, 207.

FRERES, M. y MAIRLOT, M. B.: *Maestros y claves de la postura*. Paidotribo, Barcelona, 2000.

GAGEY, P. M. y WEBER, B.: *Posturología*. Masson, Barcelona, 2009.

PÉREZ-CALVO SOLER, J.: *Nutrición energética y salud*. Debolsillo, Barcelona, 2014.

CERVERA, C. H.: *La nutrición ortomolecular*, RobinBook, Barcelona, 2014.

—: *Candidiasis crónica*. RobinBook, Barcelona, 2018.

HERNÁNDEZ RAMOS, F.: *Que tus alimentos sean tu medicina*. RBA, Barcelona, 2016.

D'ADAMO, P. J.: *Los grupos sanguíneos y la alimentación*. Ediciones B, Barcelona, 2009.

BUSQUET, L.: *Las cadenas musculares*. Paidotribo, Barcelona, 2007.

CHAITOW, L.: *Técnica neuromuscular*, Bellaterra, Barcelona, 2017.

PREPARACIÓN DE LA RECETA DE FITOTERAPIA

— Mezclar todas las plantas pautadas en una bolsa o recipiente amplio. Esta mezcla suele durar de 3 a 6 semanas.

— Calentar un vaso de agua hasta el punto de ebullición, retirarlo y añadir una cucharada sopera de la mezcla de plantas y dejar reposar de 15 a 30 minutos. El agua puede calentarse en el microondas, pero las plantas deben añadirse posteriormente.

— Colar y, si se ha indicado, añadir las gotas de los diferentes extractos. La infusión debe tomarse sin edulcorar, y puede tomarse antes o después de las comidas.

— Si el paciente lo precisa, puede preparar conjuntamente tres infusiones para todo el día y tomarlas a temperatura ambiente.

— El tratamiento mínimo dura 1 mes, pudiendo prorrogarse hasta 5 y 6 meses y rebajarse a 2 o 1 toma diaria y modificarse las plantas que integran la receta. No se deben tomar plantas medicinales de forma indefinida, ya que perderían eficacia, y recuerda que todo en exceso es malo.

— Contraindicaciones: Algunas plantas medicinales están contraindicadas en el embarazo y la lactancia, pero a pesar de que en estos casos pueden utilizarse hierbas seguras, si sucede algún contratiempo, aunque no tenga relación con este tratamiento, siempre habrá un médico dispuesto a asegurar que la culpa fue del tratamiento de fitoterapia, por lo que me suelo «curar en salud» y no tratar a embarazadas ni madres lactantes.

En cualquier caso, el tratamiento de fitoterapia debe realizarlo una persona debidamente formada, por lo que este autor se exime de toda responsabilidad sobre el uso que el lector pueda hacer de cualquier receta de fitoterapia.

HOMEOPATÍA

La vía de administración habitual es sublingual y separada de las comidas o de cualquier cosa que deje sabor, como chicles, café... Si se toma antes de las comidas es suficiente con 20 minutos, si es después, esperar al menos 1 hora.

No tiene ningún tipo de contraindicación.

OLIGOELEMENTOS

Se utilizan para tratar un terreno, es decir, cuando la mayoría de los síntomas pertenecen a uno de los cinco elementos de la medicina china estudiados. Se suministran en ampollas o en gotas.

Se ha de dejar el líquido durante 30 segundos mezclándose con la saliva y tragándose posteriormente, preferiblemente 5 minutos antes de las comidas o por lo menos 30 minutos después.

Los tratamientos suelen durar entre 1 y 2 meses con tomas diarias, pasando a 1 o 2 tomas semanales las siguientes 4 a 8 semanas.

No tienen ningún tipo de contraindicación.

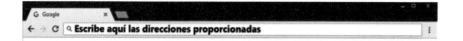

ÍNDICE